中医历代名家学术研究丛书

主编 潘桂娟

柳亚平 编著

喻昌

Academic Research Series of Famous
Doctors of Traditional Chinese
Medicine through the Ages

"十三五"国家重点图书出版规划项目

中国中医药出版社

·北 京·

图书在版编目（CIP）数据

中医历代名家学术研究丛书.喻昌/潘桂娟主编；柳亚平编著.
—北京：中国中医药出版社，2017.9

ISBN 978-7-5132-3681-2

Ⅰ.①中… Ⅱ.①潘… ②柳… Ⅲ.①中医临床－经验－中国－清代 Ⅳ.①R249.1

中国版本图书馆 CIP 数据核字（2016）第 240590 号

中国中医药出版社出版

北京市朝阳区北三环东路 28 号易亨大厦 16 层

邮政编码　100013

传真　010 64405750

河北新华第二印刷有限责任公司印刷

各地新华书店经销

开本 880×1230　1/32　印张 7.5　字数 192 千字

2017 年 9 月第 1 版　2017 年 9 月第 1 次印刷

书号　ISBN 978－7－5132－3681–2

定价　45.00 元

网址　www.cptcm.com

社 长 热 线　010-64405720

购 书 热 线　010-89535836

侵 权 打 假　010-64405753

微信服务号　zgzyycbs

微商城网址　https://kdt.im/LIdUGr

官 方 微 博　http://e.weibo.com/cptcm

天猫旗舰店网址　https://zgzyycbs.tmall.com

如有印装质量问题请与本社出版部联系（010 64405510）

项目来源及国家重点图书出版计划

2005 年度国家"973"计划课题"中医理论体系框架结构与内涵研究"（编号：2005CB532503）

2009 年度科技部基础性工作专项重点项目"中医药古籍与方志的文献整理"（编号：2009FY120300）子课题"古代医家学术思想与诊疗经验研究"

2013 年度国家"973"计划项目"中医理论体系框架结构研究"（编号：2013CB532000）

国家中医药管理局重点研究室"中医理论体系结构与内涵研究室"建设规划

"十三五"国家重点图书、音像、电子出版物出版规划（医药卫生）

中医理论肇始于《黄帝内经》《难经》，本草学探源于《神农本草经》，辨证论治及方剂学发轫于《伤寒杂病论》。在此基础上，历代医家结合自身的思考与实践，提出独具特色的真知灼见，不断革故鼎新，充实完善，使得中医药学具有系统的知识体系结构、丰富的原创理论内涵、显著的临床诊治疗效、深邃的中国哲学背景和特有的话语表达方式。历代医家本身就是"活"的学术载体，他们刻意研精，探微索隐，华叶递荣，日新其用。因此，中医药学发展的历史进程，始终呈现出一派继承不泥古、发扬不离宗的繁荣景象。

中国中医科学院中医基础理论研究所，自2008年起相继依托2005年度国家"973"计划课题"中医学理论体系框架结构与内涵研究"、2009年度科技部基础性工作专项重点项目"中医药古籍与方志的文献整理"子课题"古代医家学术思想与诊疗经验研究"、2013年度国家"973"计划项目"中医理论体系框架结构研究"，以及国家中医药管理局重点研究室"中医理论体系结构与内涵研究室"建设规划，联合北京中医药大学等16所高等院校及科研和医疗机构的专家、学者，选取历代具有代表性或学术特色突出的医家，系统地阐释与解析其代表性学术思想和诊疗经验，旨在发掘与传承、丰富与完善中医理论体系，为提升中医师理论水平和临床实践能力和水平提供参考和借鉴。本套丛书即是此系列研究阶段性成果总结而成。

综观历史，凡能称之为"大医"者，大都博览群书，学问淹博赅洽，集百家之言，成一家之长。因此，我们以每位医家独立成书，尽可能尊重原著，进行总结、提炼和阐发。此外，本丛书的另一个特点是，将医家特色学术观点与临床实践相印证，尽可能选择一些典型医案，用以说明理论的实践价值，便于临床施用。本丛书现已列入《"十三五"国家重点图书、音像、电子出版物出版规划》中的"医药卫生"重点图书出版计划，并将于"十三五"期间完成此项出版计划，拟收载历代102名中医名家，总字数约1600万。

丛书各分册作者，有中医基础学科和临床学科的资深专家、国家及行业重点学科带头人，也有中青年教师、科研人员和临床医师中的学术骨干，分别来自全国高等中医院校、科研机构和临床单位。从学科分布来看，涉及中医基础理论、中医各家学说、中医医史文献、中医经典及中医临床基础、中医临床各学科。全体作者以对中医药事业的拳拳之心，共同努力和无私奉献，历经数年成就了这份艰巨的工作，以实际行动切实履行了传承、运用、发展中医药学术的重大使命。

在完成上述科研项目及丛书撰写、统稿与审订的过程中，研究团队暨编委会和审订委员会全体成员，精益求精之心始终如一。在上述科研项目负责人、丛书总主编、中国中医科学院中医基础理论研究所潘桂娟研究员主持下，由常务副主编张宇鹏副研究员、陈曦副研究员及各分题负责人——翟双庆教授、刘桂荣教授、郑洪新教授、邢玉瑞教授、钱会南教授、马淑然教授、文颖娟教授、陆翔教授、杨卫彬研究员、崔为教授、柳亚平副教授、江泳副教授、王静波博士等，以及医史文献专家张效霞副教授，分别承担或参与了团队的组织和协调，课题任务书和丛书编写体例的起草、修订和具体组织实施，各单位课题研究任务的落实和分册文稿编写和审订等工作。编委会还多次组织工作会议和继续教育项目培训，组织审订委员会专家复审和修订；最终由总主编逐册复审、修订、统稿并组织作者再次修订各分册文稿。自2015年6月开始，编委会将丛书各分册文稿陆续提交中国中医药出版社，拟于2019年12月之前按计划完成本套丛书的出版。

2016年3月，国家中医药管理局颁布了《关于加强中医理论传承创新的若干意见》，指出"加强对传承脉络清晰、理论特色鲜明的古代医家的学术思想研究，深入研究中医对生命、健康与疾病认知理论，系统总结中医养生保健、防病治病理论精华，提升中医理论指导临床实践和产品研发的能力，切实传承中医生命观、健康观、疾病观和预防治疗观"。上述项目研究及丛书的编写，是研究团队对国家层面"加强中医理论传承与创新"号召的积极响应，体现了当代中医学人敢于担当的勇气和矢志不渝的追求！通过此项全国协作的系统工程，凝聚了中医医史、文献、理论、临床研究的专门人才，培育了一支专业化的学术队伍。

在此衷心感谢中国中医科学院及其所属中医基础理论

研究所、中医药信息研究所、研究生院，以及北京中医药大学、陕西中医药大学、山东中医药大学、云南中医学院、安徽中医药大学、辽宁中医药大学、浙江中医药大学、成都中医药大学、湖南中医药大学、长春中医药大学、黑龙江中医药大学、南京中医药大学、河北中医学院、贵阳中医药大学、中日友好医院等16家科研、教学、医疗单位，对此项工作的大力支持！衷心感谢中国中医药出版社有关领导及华中健编审、伊丽紫博士及全体编校人员对丛书编写及出版的大力支持！

本丛书即将付梓之际，百余名作者感慨万千！希望广大读者透过本丛书，能够概要纵览中医药学术发展之历史脉络，撷取中医理论之精华，传承千载临床之经验，为中医药学术的振兴和人类卫生保健事业做出应有的贡献！

由于种种原因，书中难免有疏漏之处，敬请读者不吝批评指正，以促进本丛书不断修订和完善，共同推进中医药学术的继承与发扬！

《中医历代名家学术研究丛书》编委会

2016 年 9 月

凡例

一、本套丛书选取的医家，均为历代具有代表性或特色学术思想与临床经验的名家，包括汉代至晋唐医家 6 名、宋金元医家 18 名、明代医家 25 名、清代医家 46 名、民国医家 7 名，总计 102 名。每位医家独立成册，旨在对医家学术思想与诊疗经验等内容进行较为详尽的总结阐发，并进行精要论述。

二、丛书的编写，本着历史、文献、理论研究有机结合的原则，全面解读、系统梳理和深入研究医家原著，适当参考古今有关该医家的各类文献资料，对医家学术思想和诊疗经验，加以发掘、梳理、提炼、升华、概括，将其中具有理论意义、实践价值的独特内容阐发出来。

三、丛书在总体框架上，要求结构合理、层次清晰；在内容阐述上，要求概念正确、表述规范，持论公允、论证充分，观点明确、言之有据；在分册体量上，鉴于每个医家的具体情况不同，总体要求控制在 10 万～20 万字。

四、丛书每一分册的正文结构，分为"生平概述""著作简介""学术思想""临证经验"与"后世影响"五个独立的内容范畴。各分册将拟论述的内容按照逻辑与次序，分门别类地纳入以上五个内容范畴之中。

五、"生平概述"部分，主要包括医家姓名字号、生卒年代、籍贯等基本信息，时代背景、从医经历以及相关问题的考辨等。

六、"著作简介"部分，逐一介绍医家的著作名称（包括现存、已经亡佚又经后人辑复的著作）、卷数、成书年代、主要内容、学术价值等。

七、"学术思想"部分，分为"学术渊源"与"学术特色"两部分进行论述。前者重在阐述医家之家传、师承、私淑（中医经典或前代医家思想对其影响）关系，重点发掘医家学术思想的历史传承与学术渊源；后者主要从独特的学术见解、学术成就、学术特点等方面，总结医家的主要学术思想特色。

八、"临证经验"部分，重点考察和论述医家学术著作中的医案、医论、医话，并有选择地收集历代杂文笔记、地方志等材料，从中提炼整理医家临床诊疗的思路与特色，发掘、总结其独到的诊治方法。此外，还根据医家不同情况，以适当方式选录部分反映医家学术思想与临证特色的医案。

九、"后世影响"部分，主要包括"学术影响与历代评价""学派传承（学术传承）""后世发挥"和"国外流传"等内容。其中，对医家的总体评价，重视和体现学术界共识和主流观点，在此基础上，有理有据地阐明新见解。

十、附以"参考文献"，标示引用著作名称及版本。同时，分册编写过程中涉及的期刊与学位论文，以及未经引用但能体现一定研究水准的期刊与学位论文也一并列出，以充分体现对该医家研究的整体状况。

十一、附以丛书全部医家名录，依照年代时间先后排列，以便查检。

十二、丛书正文标点符号使用，依据《中华人民共和国国家标准标点符号用法》（GB/T 15834-2011）。医家原书中出现的俗字、异体字等一律改为简化正体字，个别不能对应简化字的繁体字酌予保留。

《中医历代名家学术研究丛书》编委会

2016 年 9 月

内容提要

　　喻昌，字嘉言，晚年自号西昌老人，生于明万历十三年（1585），卒于清康熙三年（1664），南昌府新建（今江西省南昌市新建县）人，明末清初著名医家。代表作为《寓意草》《尚论篇》《医门法律》。喻昌开创病历议病式，详论伤寒六经证治，力主《伤寒论》错简重订，阐发"三纲"学说，总结冬温、春温、伏气等病证诊治规律；其所创的"大气论""秋燥论"等理论为后世推崇。本书内容包括喻昌的生平概况、著作简介、学术思想、临证经验、后世影响等五个部分。

编写说明

喻昌，字嘉言，晚年自号西昌老人，生于明万历十三年（1585），卒于清康熙三年（1664），南昌府新建（今江西省南昌市新建县）人，明末清初著名医家。其代表著作为《寓意草》《尚论篇》和《医门法律》，均被收入《四库全书》之中。喻昌在伤寒、温病、杂病诊治与研究方面多有独到见解，一生学术成就卓著，在中国医学史上具有一定的地位。

本次整理研究，对喻昌的有关文献资料，进行了全面的调研。笔者从中国知网（CNKI）中检索并获得现代以来关于喻昌的学术论文共计200余篇，其中包括学位论文2篇。这些论文内容，涉及喻昌生平、学术思想、诊疗方法、用药经验等。

笔者在整理研究过程中，有如下几点体会：

首先，喻昌如此传奇的人生经历后面，其实隐藏了明末清初朝代更替之际整个中华民族的伤痛和自强不息，尤其是喻昌等爱国知识分子在探索救国救民道路上历尽磨难的艰辛旅程。他们将满腔热血化为悬壶济世的慈悲大爱，为后世子孙留下了宝贵的医学财富。

其次，发现喻昌的成才之路，离不开《内经》《伤寒论》等中医经典的启发和指引。经历了明末清初的文化反思之后，一大批文人志士认识到了空谈误国的危害，借助考据方法回归原典。正是得益于经典的指引，喻昌找到了中医之源头活水。这对于当代中医教育的模式和方向，也具有参考和启示意义。

第三，喻昌著作中援引佛教思想以发挥中医理论的内容很多。喻昌将自己后半生无私地奉献给中医教育和医疗事业。这些事实说明，喻昌在学习、实践佛教教义的过程中，能真正做到知行统一，因而能够有大的成就。

第四，通过梳理喻昌的著述文字，为我们示范了一种治学思路和方法。喻昌以最早的医案著作《寓意草》为原点，通过全面掌握《内经》《伤寒论》等经典理论，构建出合理的、思路清晰的学术理论框架，并以此为线索将临床经验贯穿起来，最后形成一系列具有影响力的医学著作。其理论阐述和方药选取，皆反映出喻昌重视辨证思路解析，善于思考而不拘泥于传统的创新精神和治学态度。

本次整理研究依据喻昌的著作版本主要是：中国中医药出版社 2008 年出版，艾军等校注的《寓意草》；学苑出版社 2009 年出版，张海鹏等校注的《尚论篇》；山西科学技术出版社 2006 年出版，韩飞等点校的《医门法律》；中国中医药出版社 1999 年出版，陈熠主编的《喻嘉言医学全书》。文中参考现代学者论文观点的部分，在文中用引文标注出处。书中不足之处，敬请批评指正！本次研究整理的部分内容，还得到了云南中医学院 2010 级临床基础专业硕士研究生马淑芳、贺文龙等的协助，在此一并表示感谢！

在此衷心感谢参考文献的作者以及支持本项研究的各位同仁！

云南中医学院　柳亚平

2015 年 6 月

目录

喻昌

生平概述

喻昌，字嘉言，晚年自号西昌老人，南昌府新建（今江西省南昌市新建县）人，生于明万历十三年（1585），卒于清康熙三年（1664），是明末清初的著名医家。其代表著作为《寓意草》《尚论篇》和《医门法律》，均被收入《四库全书》之中。喻昌在伤寒、温病、杂病诊治与研究方面，多有独到见解，一生学术成就卓著。同时，喻昌又是一位富有传奇色彩的人物。其自幼能文，博览群书，喜爱围棋，曾出家为僧，从儒入佛，又从佛入医，并终成一代医学名家。

一、时代背景

喻昌生活的时代，正处于明末清初之际。朝廷更替，社会剧变，对喻昌的人生经历和行医生涯，以及学术特点的形成，皆有一定影响。

（一）社会背景

明代中后期，江南地区的商品经济发展迅速，出现了资本主义生产关系的萌芽，全国经济发展水平达到中国古代的顶峰，但阶级矛盾日益加剧。明代中央集权君主制，在中国封建社会历史上可谓登峰造极，高度集权制下的独裁统治成为明朝毁灭之导火线。从明代万历皇帝开始，社会矛盾日益加剧，社会危机此起彼伏，万历皇帝因与文官集团之间的矛盾而摒弃政事、深居内宫，东林党和宦官集团乘机轮番把政、争夺权力，政治统治和学术文化严重滑坡。

明朝末年各种社会矛盾和弊端更加突显。这些矛盾包括统治集团内部的政治矛盾，统治者与被统治者间的阶级矛盾，以及满汉民族之间的矛盾等。皇权贵族生活糜烂堕落，官场腐败，政治黑暗，赋税日益繁重。为维持统治阶级的腐败开支，政府增加赋税，地主增加地租。残酷的剥削压迫，导致各地相继爆发农民起义。天启年间的十六年里，农民起义不断，最后李自成攻占北京，崇祯皇帝自尽于景山。同时，吴三桂引清军入关，也成为推进明王朝土崩瓦解的另一重要因素。

（二）文化背景

明末清初的社会动荡，一系列的历史悲剧，深深刺伤了当时一大批爱国志士的内心，反省过去，总结教训，算是对这种悲痛情怀的一种理性释放。明末清初之际曾出现以抨击君主独裁，驳斥官贵腐朽，反对中央集权，要求地方自治，揭露阉党弄权等为主题的社会思潮，以至于蔚然成风，被史学家称为"明清之际思潮"。在这股思潮中，学者们把明朝灭亡的主要原因归结为"空谈误国"，认为是学术上的不正之风影响人心，败坏风俗而造成亡国。他们群起急呼，主张学术应立足于"国家治乱之源，生民根本之计"（《亭林佚文辑补·与黄太冲书》），提倡"经世致用"之实学。这些学术和社会文化思潮，实际上是由各种社会矛盾所引发的。

明末清初，知识分子的各种观点，如潮水涌起，气象万千，经历了一个由多元化学术思想、社会文化思潮的阶段，过度到俱归于经史考据一途的变化。明代中后期形成的学术思想主要有：王阳明的心学风行，考据学兴起，西学东渐。出现的众多社会思潮主要有：启蒙思潮、经世实学思潮、民族主义思潮等。这些学术思想和社会文化思潮，在明清之际明波暗涌，上下起伏，有的沉寂消失，有的声浪巨大。主要体现在以下几个方面：

1. 儒家心学兴衰

明末清初学术思想的演变，始于王阳明心学的创立。心学作为儒学的一个学派，最早可推溯自孟子，而北宋程灏开其端，南宋陆九渊大启其门径，而与朱熹的理学分庭抗礼。至明代，王阳明以"致良知"作为心学宗旨，呼唤个性真情，蔑视礼法，突破封建伦理道德的禁锢，挑战了程朱理学"天理"观的权威性；并积极开展讲学运动，广泛吸引中下层知识分子和普通市民阶层，产生了较大的社会影响。但到了后期，心学流派受到东林学派的攻击，起因于其空谈论道带来的学风空疏，以及追求个性、肯定功利、情欲的价值导向。心学末流，一味强调主观体悟，忽视经典，师心自用，造成儒家经典理论与学者学行实践的分离，以及过于讲求道德修养而忽视实行和博学等不正学风及思想。这些被认为是明代中后期思想混乱、道德式微、社会失序的一个导因。

2. 东林复社

东林复社，是明末以江南士大夫集团为核心的政治、文学团体。他们以书院讲学等形式，一方面极力挽回王阳明心学末流的学术弊端，倡导实学之风；一方面抨击时政，参与政治活动，试图以道德济世。复社成员在明末积极参与与宦官集团的政治斗争，清初又成为抗清民族斗争的主力。因此，复社成员伤损残重，有的被魏忠贤余党迫害致死，有的抗清殉难，有的入仕清朝，或削发为僧。顺治九年复社被清政府取缔。

3. 民族主义和启蒙思想

随着"反清"斗争的失败和"复明"希望的泯灭，汉族知识分子思想逐步冷静，进行深刻反省，继而产生了强烈的民族主义思潮和启蒙思想的萌芽。民族主义思潮，以保护和坚守汉民族的文化传统为特点。王夫之提出"华夷之分"，是强调文明与野蛮的文化差异；顾炎武的"亡国"与"亡天下"论，隐含了对文化危机的忧虑。在他们看来，汉族文化的沦丧，比明朝政权的沦丧后果更为严重。于是，他们将民族主义的气节，浓缩为对历史文化的认同与坚守，他们不接受清朝笼络，开始以汉族文化为己任，进行文化传承，并积极撰修明史，让后人不忘前朝之鉴。后来，清朝统治者认同了汉族传统文化，将儒家思想纳入了统治体系，民族主义思潮逐渐平息。

启蒙思想，实际上是对封建君主专制制度的批判，以黄宗羲和唐甄为代表人物。他们揭露了封建君主制的弊端，提出民主权力，主张限制封建特权，保护工商利益，要求法律平等和赋税改革等。启蒙思想的社会批判思潮，将矛头直指封建等级制度的最高代表——皇帝，抨击封建国家的君主专制制度，并且提出了民权重于君权，天下高于国家的理念，这实在是思想文化历史上一个空前的突破。但在清朝专制统治下，这些思想始终处于潜伏状态，直至清末。

4. 考据学风盛行

为了纠正心学末流导致的学风流弊，也为了肃清理学内部的门户之争，还有民族主义思潮影响下的保护汉族文化的传统意识，学者们需要借古代经典中的治世之术，引古筹今，以史为鉴，从而使得明末清初的学术文化思想形成了一个明显的转变轨迹：其主要趋势是由实学取代理学，最终则是朴学成为主流。

明末清初的种种实学，唯考据一端渐占鳌头，最终成为清初学术界的一面旗帜。这种学术转变，不但受汉民族抗清斗争的鼓舞，也蕴含了保护和恢复汉族文化传统的思想意识。明代杨慎、方以智等，提倡尊重经典，身体力行地从事经学的研究，考据学风气渐开；清初顾炎武、阎若璩、朱彝尊、黄宗羲等人随之而起，以研究经史作为恢复明代学术的途径，完成中华文化传承的使命。考据学者在问学过程中，逐步积累了一套考据学特有的严谨、求实的方法。

总的来说，明末清初的学术思想轨迹，经历了王阳明心学、东林复社的学术、考据学和西学之间的更替互动，以及社会危机、明朝灭亡等历史大事引发的社会思潮；清初"由理学入经学"的学术思想转变，以及启蒙思潮、民族主义思潮、实学思潮等社会思潮转化。无论是求取知识的方法、途径，或是理学本身发展，还是救事济民的现实要求，都需要考经证史，从而导致学术思想最终归向经学。

5. 儒释道互补的文化心理

儒释道互补，是中国传统文化内涵之一。从文化思想发展的历史来看，儒家与佛、道两教既有矛盾斗争的一面，又有取长补短、相互吸收、共同发挥社会作用的一面。这种相互补充与融合的突出代表，便是宋明理学。理学的开创者周敦颐援佛道入儒，融会《易传》《中庸》及佛道思想，论述了儒家一系列重要范畴。理学集大成者朱熹，以儒家伦理学说为核心，杂合佛道及诸子之说，构建了繁杂的体系。理学的基本内涵和主要内容，也都体现着儒释道的相互融合。

到了明代，理学和佛教禅宗思想的互补更加明显。陆九渊、王阳明的心学逐渐取代了程朱理学。陆九渊认为"心即理"，提倡自存本心的方法，基本上是从禅宗脱胎而来。王阳明讲"心外无理""心外无物"，主张"致良知"的格物说，也与禅宗有着密切联系。李贽更是心学与禅宗的大胆引申者，他既吸取了禅宗破除传统权威的某些观点和人人都有佛性的说法，又反对佛教的禁欲主义，提出"穿衣吃饭即是人伦物理"。这对主张以禅证儒、以儒入禅的晚明狂禅之风形成，具有一定影响。伴随着明末清初资本主义萌芽和市民运动的开展，儒家传统的政治及道德等思想，受到越来越尖锐激烈的抨击，佛、道两教的传统教义观念也受到一定程度的冲击，而儒释道互补心理却成为明末清初各种文学创作中的一种文化心理特征。

总体来看，明中叶以来以王艮、何心隐、李贽等为代表的心学左派，其学说具有近代解放因素的民主思想和鲜明的启蒙色彩，它势必要与传统思想观念发生冲突碰撞。一方面，传统文化心理始终占据着主导地位；另一方面，儒释道三家思想互补心理渗透其中。这种儒释道互补的文化心理，对明末清初许多文人学士有着显著影响。

二、生平纪略

　　喻昌的一生，刚好经历了明末的黑暗统治阶级矛盾显著阶段和清初建国的民族矛盾突出阶段。也许正是这样的历史影响了喻昌的人生历程，而促使他完成了由儒入佛，由佛入医的事业转变。喻昌早年本是走科举之路，希望在仕途上有所发展，实现自己的政治理想。可惜昏暗的明末官场，像喻昌这样有才华的人并未得到重用。经历了明朝灭亡的变故，喻昌看破红尘遁入空门，潜心参禅悟道。后又体悟佛教的世间法修行，以医术为载体而行济世救世之道。这其中似乎有民族主义思潮的影响痕迹，由儒入佛并非被逼无奈，而是为了深入思考和寻找救国济世之途，也是为了自己的满腹经纶不为外族所用。对医学的研习和躬身实践，则更体现了实学之风的影响，反对空谈论道，将医学作为实践"经世致用"宗旨的一种具体技术。

　　从喻昌本人的医学思想和研究方法来看，也受到明末清初学术界的较大影响。比如考据学风影响下的崇古尊经思想，表现在喻昌的医学研究上，就是他重视对《黄帝内经》和《伤寒论》等中医经典著作的研究和考据，积极反思现行医学体制中出现的各种问题，主张利用经典的理论来甄别当时中医界的一些荒谬言论和临床治疗方法上的错误。儒释道互补的文化心理，在喻昌的医学著作中主要表现为儒、释、医学理论的互参互证，还有用禅宗参禅悟道的方法来思考和体悟中医学习中的难点和临床疑难病症的病机。无论是对中医基本理论的阐述，还是方剂药物的分析上，喻昌常常会引用佛教理论来发挥中医学术思想。从《寓意草》书名中所寄托的"以意为运量""大学诚意之功，在于格致"等含义，还可以看出儒家治学方法对喻昌医学思想形成也起着重要作用。但在中医理论难题的阐释方面，喻昌又能破旧立新，独树一帜，提出许多异于传统的新观点，这种学术风格与心学左派民主启蒙主义的作风如出一辙。

总之，喻昌作为明末清初的著名医家，其职业生涯和学术思想的产生与当时的历史文化背景息息相关。正是那段矛盾交织、思想剧变的复杂历史，造就了喻昌这位富有传奇色彩的特殊人物。喻昌一生的主要经历如下：

（一）研习儒业

据清史稿记载，喻昌出身于书香门第，自小聪明，能文不羁，早年与陈际泰等人是关系较好的学友，致力于功名仕途，中年之后方弃儒从医。

喻昌早年虽才高志远，但在仕途上却并不得志。他天启年间考中贡生。据《新建县志》记载，明崇祯庚午年（1630），即喻昌46岁时，以副榜贡生到京城就读。"副榜"又称"副质"，在科举制度等级中低于进士、举人，而略高于生员，是贡献给皇帝、能入选国子监的生员（秀才）。喻昌进京之时还踌躇满志，本想在仕途上有所作为，曾以诸生名义向崇祯皇帝上万言书，陈述辅国政见，要求"修整法治"。但因人微言轻，他的意见没有引起已经风雨飘摇的明王朝重视。喻昌在京城三年，郁郁不得志，只得扫兴返回故里西昌，时年已近50岁。

喻昌从京城返回故里是经"谏议"（即谏议大夫的简称，明朝并无此官，当泛指为官者）胡卣臣指点，返江西住靖安县，又移居常熟苦读并精研医术。此后胡卣臣见喻昌医术精良，建议他总结行医经验，定书名曰《寓意草》，并出资刊行，目的是使百姓增寿，"而为圣天子中兴燮理之一助云"，即有助于崇祯皇帝的中兴。遗憾的是，三个月后，即次年三月，李自成进京，崇祯自杀殉国，明朝灭亡，清兵入关，喻昌的仕途之路也就此断绝。

喻昌研习儒业的这段经历，史书记载较为简略，但是儒学功底对喻昌在医学方面取得的成就却影响很大。他早年有位好友陈际泰（1567—1641），字大士，江西临川鹏田陈坊村人，明末古文家，与章世纯、罗万藻、艾南英结"豫章社"，四人志趣相投，一起倡导时文，致力写作，以时文著称，被誉为"临川四大才子""江西四家"。陈际泰才思敏捷，写作速度极快，有时一天能写二三十篇，一生之中作文多达万篇。史书称他"经生举业之富，无若际泰者"。在八股文方面造诣较高。他将经史古籍融会贯通，自辟门径，借题发挥，驰骋才思，抒发己见，被人称为八股文大家。其著作有《太乙山房集》《易经说意》《周易翼简捷解》《五经读》《四书读》等。陈际泰的《太乙山房集》中有许多关于军事理论的文章，由于其矛头是直接针对后金政权，意图是要消灭努尔哈赤，所以此书在清代乾隆时期遭到了禁毁。喻昌在明朝灭亡之后出家为僧或许与此有一定关系。另外，陈际泰的外公是个中医大夫，喻昌的行医经历是否受到陈际泰的影响，史书尚无明确记载。但陈际泰在人格气节、社会抱负、军事韬略、治学风格等方面，对喻昌确有一定影响。

喻昌习儒的经历，为他后来的医学成就奠定了必要基础。胡卣臣在《寓意草》序言中说："嘉言通涉覃研，自经史百家，以讫释典道记，星历戎钤，山经水注，综析无外。"以这种广博的国学功底来研习医学，可以说是"秀才学医，如笼抓鸡"。喻昌的医学著作文笔优美，也是有目共睹的。例如，从其名篇"秋燥论"就可看出他在文学方面功底深厚；又者，儒生向以国事天下事为己任，明末之际的内忧外患迫使当时的上进儒生倍加关注军事的研习。喻昌好友陈际泰对军事韬略的辩论对他也有一定影响，如从《尚论篇》提出仲景"三百九十七法，一百一十三方"，以及"太阳经中篇"茯苓桂枝甘草大枣汤注解中提到"上兵伐谋"等内容，均可看出他对军事理论有一定研究。还有，喻昌等儒生不忍看到衰朽腐化的明王朝走向灭亡，抱着改革救国的理想上"万言书"，这种打破既有格局的改良主义思想，在他的医学著作中也有体现。如他在《尚论篇》中，大胆地对《伤寒论》进行订正和重新编次，被后人认定为是"错简重订派"的主要代表人物。另外，儒生"不为良相，便为良医"的指导思想，对引导他成为一代名医，也有不可忽略的作用。

（二）出家为僧

喻昌一生未婚，明亡之后曾一度遁入空门，削发为僧，潜心研究佛学和医学，苦读《黄帝内经》《伤寒论》和其他医学著作。

喻昌出家的时间大约在清顺治初期，此时他已年逾花甲。据《新建县志》记载，"顺治初寻诏征，力辞不就，佯狂披鬄为僧，复蓄发游江南。顺治中，侨居常熟，以医名"。说明喻昌以医术成名是在出家还俗之后，在参禅修佛的这段时间里，已经在医学方面有所研究，佛学和医学共长。学佛之余深研中医经典的这段时间，为他复出之后成为一代良医做了充分准备。

关于喻昌出家的原因有很多种推论，有说是家庭问题，有说是生计问题，更有认为是清兵入关，喻昌不愿与满清合作的体现。1644年明朝灭亡后，清王朝开始统治中国，最早的顺治帝在位十八年。《清世祖实录》有顺治初"寻诏征"的记录，也就是朝廷下达举荐贤才的命令，要求各地官吏"凡境内隐迹贤良，逐一启荐，以凭征擢"。当时喻昌已年过六十，和许多明朝儒生一样拒绝应召，因而削发为僧隐逸山林。还有传闻说，喻昌是明太祖朱元璋第十七子宁藩朱权的后裔，和著名书画家"八大山人"同出一宗，明朝灭亡之后，集国仇家恨于一身，不愿与满清政府合作，因而隐姓埋名，以僧人的身份为掩护，躲避顺治年间清朝的征召。清代学者钱谦益所撰《喻嘉言逸事》，说喻昌是宁王后裔本姓朱，明亡后便隐讳己姓，始于朱字上面加一捺，变成姓余，后用与余字同音字改姓俞，后又加一口字，才改姓喻。但是关于喻昌的姓氏问题已经有学者考证，认为喻昌本来就姓喻，改"朱"姓为"喻"的说法没有充分的证据，因而喻昌为明宗室后裔的说法自然也就经不起推敲。更符合事理的观点还有，喻昌因明末擢为副榜贡生之际，曾向封建政府陈述己见，提出改革计划而未被采纳，他看透了明朝的日趋腐败，感觉世态炎凉，人情日纷，因而落发参禅，试图开启般若智慧，参悟救世的真理，领略真如本性，栖息白马庙"福慧双修"。喻昌喜欢外出云游，足迹遍及江西、浙江、江苏、安徽、山东数省。

但不管出于何种原因，喻昌出家为僧确实是一个不争的事实，长年的青灯参禅，佛学对其人生观和社会观的影响不可小视，即使他后来还俗，云游四方，我们还能从他的医学著作、品行风范中看出佛家思想的深刻影响。

在为人处世方面，佛家要求佛门弟子做人要正直善良、勇猛精进、自度度人。喻昌将行医传道作为自己修行和实践佛法的一个载体，排除各种困难和非议，以医术救病人的生命，以医道救医生的慧命，为中医学术传承和人民大众健康作出了可贵的贡献。例如，在《寓意草》中有一则医案，患者刘善来疟病发作，请喻昌和其他医生共同会诊，其中一位医生主张用大黄，喻昌认为辨证有误，与此医据理力争，这位医生因辩论不过喻昌而逃走，患者家于是责怪喻昌，仍按那位医生的处方买药回来准备服用，喻昌从后面追赶上患者家人，抢过药掷于沟中，并说服了患家服用理中汤，最后治好了疾病。喻昌这种略带"霸气"的行医作风，确实少见，但仔细分析不难看出佛教人生观的威慑力，他正是在行医过程中认真履行着佛教的教义。

佛学思想对其医学之影响，还表现在如下方面：①借用佛教"四大五蕴"学说分析病因病机，并受其启发提出了具有创新性的"大气论"；②仿照佛教戒律的教育方式，拟定《医门法律》作为学医者的戒律；③在禅修过程中体会到精神情志和饮食对身体健康的重要作用，其养生理念也注重精神调养和饮食清淡。

（三）行医济世

喻昌出家还俗之后便致力于中医事业，在临床实践、理论研究和中医教育等方面取得了较大的成就。

喻昌出家隐逸期间时局动荡，山林古寺的清苦修行也刚好躲避了战争纷扰。明灭之后清兵1645年攻陷南昌，此后一段时间江西战事不断，直到顺治六年（1649）明朝遗将金声恒等人在南昌反清失败后，战争才逐渐平息。等时局趋向稳定之后，喻昌又还俗蓄发下山，以行医为业。他只有一位同胞姐姐，嫁给新建邻县靖安的舒某为妻，姐弟感情深厚。他晚年当医生时，经常来往于南昌、新建、靖安之间。他在靖安时间最多，常为广大民众治病。据《靖安县志》记载："嘉言居靖安最久，治疗多奇中，户外之履常满焉。"

胡卣臣为《寓意草》所作序言，称喻昌"性恬淡，与世无营……嘉言不乐仕进，且恶末俗礼法绳人，放麑不顾。慕包山灵墟，过而访道，一二知己挽留吾地，嘉言亦于焉，逍遥不忍去。其于医，譬犹勇之于将，特数分之一而已。然而道高矣，知希矣。阮嗣宗虽口不论人过，而人恒忌之。故郭玉四难，首在自任不能用。嘉言曰：'彼即不用，吾道不可不明。'爰推病因，各著一说，抽扬未有，剖抉尽韫。"从胡卣臣的描述中得知，喻昌此时已经放下了对功名仕途的追求，恬淡无争，潜心医学，弘扬医道。而且，曾经出家为僧的喻昌也看透了世俗的拘绊，言行举止超然世外，能够一心深入，直趣真理。他不但自己研习医学，还要将其成果推广于世，醒示众人，教诫后学。

江苏常熟的大文豪钱谦益是喻昌的好友。他挽留喻昌在常熟县城北门外虞山下定居下来，并开了一栋草庐医所，使其致力于为当地百姓治病。喻昌待人热情，不论男女老少，不论富贵贫贱，凡有求于他者，都鼎力相助，加上他医术精湛，所以也深受医学界推崇。由于他的名声颇佳，不仅公卿贵人慕名邀请他去做幕僚，连清政府的一些官员也常推荐他去做官。但喻昌早已绝意仕途，一概推辞不从。

有关喻昌医术高超的传说甚多，流传最广的一则故事是：有一次，喻昌在路上遇见送葬队伍，发现棺材里滴出鲜血，就询问丧主。原来是这个男人的妻子因难产出血而死。喻昌说这妇女没死，让他们赶快开棺。开棺之后，喻昌在"死者"心口进行针刺治疗，奇迹立刻发生，不但死去的妇人活了过来，而且棺材里传出了婴儿呱呱落地的哭声。类似的故事越传越广，老百姓把喻昌视为"神医"。

在医德方面，喻昌也是一位侠肝义胆、古道热肠的医生。《寓意草》自序中言："昌于此道无他长，但自少至老，耳目所及之病，无不静气微心，呼吸与会，始化我身为病身。负影只立，而呻吟愁毒，恍惚而来，既化我心为病心。苟见其生，实欲其可，而头骨脑髓，捐之不惜。倘病多委折，治少精详，早已内照。他病未痊，我身先瘁，渊明所谓斯情无假，以故不能广及。然求诚一念，多于生死轮上，寂寂披回。不知者谓昌从纸上得之。"遇到患者病情危重，而患者家属犹豫不决之时，喻昌从不冷漠观之，而是每每冒得罪人之风险，以抢救患者生命为己任；遇到庸医阻挠，喻昌据理力争，说服患家，甚至果断煎药喂服患者而获效。在《寓意草》医案中，几次讲到喻昌果断排除患家、庸医阻挠，救治病人的故事。如医案"直叙立刻救苏刘笥枝不终其用之故"中，庸医误用药致刘笥枝中风昏迷，患者家属仍迷信庸医，喻昌忙取药自煎，当面辱骂庸医，亲自进病人卧房督灌汤药，患者服喻昌药而苏醒。

喻昌晚年深感"吾执方以疗人，功在一时；吾著书以教人，功在万代"。因此，他除行医外，将主要精力用于著书立说和教授门徒。他先后撰写了《寓意草》《尚论篇》和《医门法律》三部书。这三部书集中体现了喻昌的学术思想，也确立了他在中国医学史上的地位。喻昌在医学方面取得的成就，与他平素用功苦读医书，广泛摄取诸医家之学的功底分不开；当然，还与他参禅悟道，善于思考，不拘俗套的思维方式密不可分。

喻昌的学生颇多。他培养了一大批有成就的医学家，如徐忠可、程云等。清顺治十五年（1658），喻昌还大开讲堂，向来自各地的求学者及同仁讲解"瘟病"。清顺治十五年（1658年）八月，喻昌突然中风昏迷达200余日，直到第二年六月才开始好转。在病中，他还为自己最后一部医书《会讲温证语录》题词。

（四）棋坛高手

喻昌除了精通医学，还是一名围棋高手。清代编修的《常熟志》中就记载了喻昌坐化于棋盘前面的动人史实。清康熙三年（1664），喻昌与围棋国手李兆元对阵，棋逢对手，两人杀得难分难解，一直下了三天三夜。最后因劳累过度，80余岁高龄的喻昌局终之时，溘然去世。

喻昌的围棋棋艺，和他的医术一样也是高水平的。史籍中用"善弈"二字概括了他的棋艺水平。平时和他对弈的人，不是名满天下的国手，就是称霸一方的地方高手。约在康熙三年春暖花开时节，喻昌的好友钱谦益及夫人柳如是，在其住所红豆山庄安排了一场友谊赛，请来当时如日中天的著名国手李元兆和喻昌对弈。常熟当地的围棋高手闻讯，纷纷前来观棋。对局开始后，两人各施妙招，难分高下，连续激战三天三夜。局终收子时，端坐于棋盘一侧的喻昌竟双目微闭、纹丝不动，大家近前一看，他已以高僧打坐的姿态坐化，终年80余岁。

李元兆（一作元劭）是江苏苏州人，清初著名围棋国手，曾与百龄、周懒予、汪汉年、周东侯、盛大有、许在中、姚吁儒、曹元尊等国手齐名。康熙时期的大国手徐星友在《兼山堂弈谱》中，收录了李元兆与盛大有、周懒予、周东侯、曹元尊等国手的对局棋谱。据《弈选诸家小传》等史籍记载，他的棋风剽悍，擅长野战。当周懒予通过夺冠之战，俗称"过周十局"，战胜过百龄，取得清初棋坛霸主地位后，李元兆曾仔细研究了过二人的棋谱，并从中发现了如何战胜周懒予的招法。于是，他专程前往周懒予的老家浙江嘉兴，向周懒予发起挑战。两人共弈十局，李元兆胜了六局。李元兆的棋艺，由此可见一斑。而喻昌能够和这样一位著名国手激战三昼夜不分胜负，其棋艺之高也就可想而知了。

据《常熟志》记载，喻昌"年八十余与国手李元兆对弈三昼夜，敛子而卒"。这短短一句话告诉我们几个事实：一是喻昌八十多岁时尚能连续下棋三昼夜，说明他体力智力状况甚佳，并非将死之人；二是喻昌的对手是国手李元兆，并非寻常之辈，说明身为业余棋手的喻昌具有国手级的棋艺水平；三是喻昌是在对弈结束而尚未离席时，像高僧坐禅圆寂一样，是在棋盘前面坐化的。

关于喻昌坐化于棋盘的事迹，除了《常熟志》外，其他史籍也有一些记载。如《清史稿·喻昌传》，明末清初文坛领袖、喻昌好友钱谦益的《喻嘉言逸事》，清初学者、喻昌之徒陈瑚所作《喻嘉言先生医书全集·序文》，号称"乾隆三大家"之一的清代诗人蒋士铨的《喻嘉言先生改葬告词》，清末徐家瀛修《同治靖安县志》等。

喻昌去世后，人们在常熟和他的故乡为之修庙、建祠、塑像，奉若神明来祭祀。由于喻昌无子，他的外甥从靖安赶往江苏常熟，将他的棺椁护送回靖安，停放在萧寺。喻昌好友胡卣臣叹云："愧无司马笔而作《仓公传》也。"50年后，医学家曹必聘倡议并与众多医家一起，将喻昌的灵枢由靖安萧寺迎至南昌，安放在城南百福寺中，还在寺中立了他的塑像和画像。新建文人罗安在画像上题诗："医国藏高手，床头寓意篇。成名宁在艺，萎地或疑仙。真像留荒寺，遗骸表古阡。行人识征士，瞻拜敬加虔。"百福寺的僧人为了表达对喻昌的崇敬之情，又于寺旁建喻先生祀奉祠，并将其枢安葬在东汉高士徐孺子墓侧。著名文学家蒋士铨撰有《喻嘉言先生改葬告词》。1936年7月蔡冠洛给喻昌立传，列为清代700名人之一。1957年，喻昌墓被定为江西省文物保护单位。1966年墓被毁，现改葬于新建西山万寿宫之西。

（五）交游经历

喻昌一生奔波，居无定所，常往来于江西、江苏等地。他博学多才，在儒学、佛学、医学、棋艺等方面都有一定造诣。因此，他在行走四方的过程中也结识了一些学术上的朋友。在医学上的朋友比如胡卣臣、李延昰、王翃等；其他方面的朋友比较有名的还有钱谦益等。

胡卣臣，生卒年代不详，曾于崇祯十六年（1643）捐资刊刻喻昌医案《寓意草》，并为之作序。书中每则医案后还附有胡卣臣简明扼要的按语，颇有点睛之效。胡卣臣为娄东（今江苏太仓市）人，明末曾在朝廷任职。在职期间，胡卣臣上疏希望政府重视医学，提出在科举制度中另设一个医学科别，还有开设医学学堂培养人才，并主张为医学工作者评定官阶品位。可惜他的言论未被朝廷采纳，因看透了明王朝的腐败，胡卣臣毅然退隐归乡，参研医道。因胡卣臣的父亲患疝气十多年未能治愈，有人推荐喻昌为其治疗。胡卣臣很看重喻昌的才学品德，于是建议并捐资为喻昌刊刻其医案《寓意草》，以推广济世救人之道。

钱谦益也是喻昌的好友，他曾邀请喻昌到常熟县定居。钱谦益，字受之，号牧斋，晚号蒙叟、东涧老人，学者称虞山先生，是清初诗坛的领军人物，常熟人。他是明万历间进士，东林党的领袖之一，官至礼部侍郎，因与温体仁争权失败而被革职。在明末，钱谦益作为东林党首领，已颇具影响。马士英、阮大铖在南京拥立福王，钱谦益依附之，为礼部尚书。明灭后，钱谦益又归降清朝，仍为礼部侍郎。从晚明到清中叶，在复杂的历史变化和激烈的民族矛盾推动下，文教发达的江南形成了清初诗坛三大流派，以抒发故国之思，复国之志，或讽刺高压政治，或赞美高洁的操守和贞亮人格。这三大流派即虞山诗派、云间派和娄东派。虞山诗派的领军人物正是钱谦益。

李延昰，原名李彦贞，字我生，后改名延昰，改字辰山，又字期叔，号寒村，又号漫庵、放鹇道者、西园老人。清初医家，华亭（今上海松江县）人，约生于明万历后期，卒于清康熙三十六年（1697）。他曾参与反清复明的斗争，事败后隐居浙江平湖一带，寄居佑圣宫为道士，以医自给，治病多奇效，不论远近，有求必应，医名大盛。李延昰幼承父教，还师从过季叔李中梓，深研缪希雍遗稿及周梅屋《独得编》诸书，于医理、脉理及本草无所不精。其传世医学著作有《脉诀汇辨》《医学口诀》《痘疹全书》《补撰药品化义》等。在《脉诀汇辨》凡例中，李延昰自称与当时名医喻昌、张卿子、卢子繇等人为莫逆之交。《平湖县志》也有类似记载。

王翃，字介人，浙江嘉兴人，约明崇祯末前后在世。他是清初著名诗人，富有民族气节，操行高洁，明亡后拒绝与官府来往。在清朝官府任职的故人前来造访，他拒不会见。其诗独尚唐音，云间派的陈子龙非常赏识他的诗才，称其有盛唐之风格。王翃撰有药学著作《握灵本草》，又名《东皋握灵本草》。此书有十卷，还有补遗一卷。在作者自序中提到，喻昌曾见本书，并称"君其手握灵珠以烛照千古乎"，于是将其书命名为《握灵本草》。

喻昌的这些朋友，大多是当时的名人士绅。他们与喻昌的交往，或出于对喻昌学识的仰慕，或出于对喻昌才华的爱惜，或出于对喻昌人品的敬戴，或为了座谈论道、切磋技艺。在喻昌困难之时，他们中有人慷慨解囊，出资相助。喻昌能够顺利完成他行医济世、传道授业、著书立说的医学事业，离不开这些好友和贵人的帮扶。

总之，喻昌是明末清初著名的医学家，他对中医学术发展的贡献是多方面的。他不仅对《伤寒论》研究独有心得，对杂病、温病也有深入研究和阐发，而且他勤于临证，著书立说，开课讲学，对中医的发展做出了巨大贡献。因此，喻昌被誉为清初三大著名医家之一，在中国医学史上具有一定的地位。

喻昌

著作简介

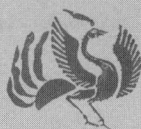

喻昌的学术思想和诊疗经验，集中反映于他的《医学三书》中。《医学三书》是喻昌个人医学丛书的名称，由《寓意草》《尚论：张仲景伤寒论三百九十七法》（通常简称《尚论篇》）和《医门法律》组成，是清代颇具影响力的医学名著。

一、《寓意草》

《寓意草》是喻昌的第一部医学著作，也是中国医学史中较著名的一部个人自订医案，初刊于明崇祯十六年（1643）。此书以笔记体裁写成，书前有医论二篇，强调"先议病，后用药"的诊疗程序，并自订议病格式。书中记录了喻昌亲自治疗的疑难医案 60 余则，案中详录病因和病情，讨论辨证精辟明细，并指出每案的关键和疑难之处，见解较为独到。另外，该书还记载了我国人工种痘以防治天花的病例。《寓意草》中的医案，分析深刻，并有胡卣臣精辟点评，此书初刊时虽仅一卷，但颇有影响。到清代，喻昌又扩充此书，成 4 卷，附刻于所著《医门法律》（12 卷）中。后人李文荣撰《仿寓意草》2 卷（见《三三医书》第三集），可见其对后人的影响力。

喻昌将此书命名为《寓意草》，是强调医生临证辨证思维的重要性。其中"意"就是指医者的思辨能力。"寓"有寄托之意。该书通过医案记述来阐发和印证喻昌的学说和理论，将喻昌本人的临证思辨过程记录于医案当中，以供学医者参考。"草"则是喻昌对自己医案的一种谦称，将医案的撰写形式比喻为"草稿"，其实也反映了该书不拘一格、远离俗套的表达方式和医案撰写特点。

喻昌在《寓意草》开篇，就提出"先议病后用药"的理论，提醒医生掌握药性、分析病机的重要性；在"与门人定议病式"专论中，他提示医生应该培养记录医案、训练临床诊疗思维的习惯；自拟为初学者准备的医案撰写体例，包括患者基本资料、体质特征、病史回顾、临床表现、辨证结果、治法方药、疗效记录等内容。《寓意草》记载的医案，涉及伤寒、温病、中风、疟疾、泄泻、血证、肺痈、耳鸣、痿痹、哮喘、痞满、痰饮、痫疳等多种病证。其医案记录并按"议病式"的严格模式，也不以具体方药为讨论重点，而是重在分析病机、讨论治法、确定辨证思路。其医案记录方式和内容表述重点，正好符合《寓意草》以"意"为寄托，展示喻昌临床辨证思维的宗旨。

《寓意草》版本很多，据《中国中医古籍总目》记载的就有36种。可见，这本医案从成书后一直很受学者欢迎。

二、《尚论篇》

《尚论篇》全称《尚论：张仲景伤寒论重编三百九十七法》，是喻昌研究《伤寒论》的代表著作，初刊于公元清顺治五年（1648）。《尚论篇》最早的刊刻本有八卷，无附录。至清乾隆二十八年（1763）黎川陈守诚将《尚论篇》合并为四卷，并附录《尚论后篇》四卷，合刻本共八卷，仍然称为《尚论篇》。其实，《尚论后篇》初刊于乾隆四年（1739），是《尚论篇》之续刻。《尚论后篇》成书时间，据《清史·本传·艺术》记载，应在喻昌七十岁以后，约顺治十一年后。此书撰成时共四卷，当时未能刊刻。由于喻昌无后嗣，此书稿存放在其外甥舒斯蔚（炳文）处，至清乾隆四年由舒氏之房弟舒长明捐资，此书才初刻问世。《尚论后篇》的初刻本，应定为清乾隆四年靖安在兹园刻本。因此，《尚论篇》《尚论后篇》两书，严格来说应该算是喻昌的两部著作，只是流传过程中将其合刻在一起。《尚论篇》的版本，据《中国中医古籍总目》记录有 36 种。

《尚论篇》以阐发张仲景伤寒六经病证传变及证治规律为主；《尚论后篇》则是在《尚论篇》的基础上，撷取伤寒六经有关外感温热病条文，以及《内经》伏气温病内容，结合作者之临证学术见解，以阐发温病证治规律。目前合刻的《尚论篇》前四卷，主要论述伤寒六经证治大法，卷首有"尚论：张仲景《伤寒论》大意"等六篇医论，其后详论伤寒六经证治。《尚论后篇》四卷，卷一主要论述春温病证治规律；卷二论真中风、小儿附篇、温病会讲、伤寒问答等；卷三、卷四论伤寒六经诸方。

《尚论篇》的学术特色主要体现在：错简重订说、三纲学说、类证汇聚和温病辨证等方面。喻昌认为，《伤寒论》年代久远，历经战乱劫火，原著散乱错简，虽经晋代太医令王叔和编次整理而得以保存，但已非仲景原貌，篇目先后差错不全。他主张重新整理《伤寒论》，并参考明代方有执《伤寒论条辨》加以编撰，但编次有所不同，内容也有补充。《尚论篇》论述伤寒六经病证，以太阳经为大纲；太阳经中又以风伤卫、寒伤营、风寒两伤营卫为大纲。大纲既定，他将伤寒六经各自为篇，每一经之前叙述证治大意，次则以法为目，法下分列条文，加以注释，并将合病、并病、坏病、痰病四类附于三阳经之后，而过经不解、瘥后劳复、阴阳易等附于三阴经末尾。喻昌又将《伤寒论》中的三百九十七个条文当作 397 法，分隶于各自纲目之下。喻昌以"法"归纳《伤寒论》条文时，首创的类证汇聚原则，对后世启发很大。"类证汇聚"就是用类比的方式，将相似的症状、脉象、方证等放在一起比较，以分析揭示其异同。具体分类汇聚条文的标准，或依其病因相同，或依其证候类似，或依其病机相同而方药亦同，或依其传变趋势相同等。由于各类证候既有共同点，也有不同点，故法治也会同中有异，异中有同。"类证汇聚"的研究方法，启发了后世医家临证时的发散思维，对于临床鉴别疑似证候，灵活辨证用药，非常有指导意义。喻昌对温病证治规律阐发的主体内容，见于《尚论后篇》。他对温病学的贡献主要有：提出温病三纲学说，研究春温伏气病证；揭示伤寒、温病在表证传里方面的区别；提出伤寒方统治温病的思想；主张温病治疗以保阴为主，认为下法是温病祛邪的主要途径等。

三、《医门法律》

《医门法律》，6卷，是喻昌晚年之作，系一部综合性医书，初刊于清顺治十五年（1658）。本书集临证几十年经验写成，内容体例独具一格，传诵医林，是比较有影响力的中医学名著。书中结合临床病证，正面阐述辨证论治的法则，谓之"法"；同时指出一般医生在临床辨证治疗上容易发生的错误，指示禁例，谓之"律"。以"法"和"律"的形式确立行医时的规范，故书名为《医门法律》。

书中的内容主要围绕杂病辨证展开，溯求《黄帝内经》和《伤寒杂病论》之源泉，通过喻昌本人的领悟，诠释并丰富了中医学的杂病辨证理论。杂病的归类方式主要以风、寒、暑、湿、燥、火六气为纲。另外，尚有疟证门、痢疾门、痰饮门、咳嗽门、关格门、消渴门、虚劳门、水肿门、黄瘅门、肺痿肺痈门等内容。

《医门法律》的学术成就是多方面的，如对辨息论、大气论、营卫论、络脉论、阴病论、中风论、痉病论、秋燥论、痰饮论等，喻昌提出了许多独到见解。喻昌在临床杂病辨证中遵循四诊合参、治病求本等原则。在四诊方面，提出许多精辟见解，如望色论、闻声论、辨息论、切脉论等。在病机分析上，喻昌重视脏腑经络辨证，尤其是对脾胃理论的发挥，别具特色。在"申明《内经》法律"中，喻昌指出许多医生由于不注重基础理论和脏腑经络学说，因而导致临床辨证错误，带来种种严重后果。于是他提出告诫说："治病不明脏腑经络，开口动手便错。"（《医门法律·卷一·络脉论》）呼吁大家要重视脏腑经络辨证。在阐释脾胃学说时，喻昌反对当时某些医生盲目尊崇李东垣温补脾胃的治法，提出当据脾、胃脏与腑特点之不同，分别辨证用药。大气论、秋燥论等，更是喻昌创造性思想的展现。喻昌在"大气论"中提出，营卫、脏腑、经络之气要发挥正常生理功能，必须依赖胸中大气支撑。他将此理论用于解释临床生理、病理变化，以胸痹心痛短气病为例，把大气与胸中阳气的功能联系在一起分析病情、判断预后，并强调胸中大气之存亡为"生死第一关"。喻昌撰写的"秋燥论"，同样是独树一帜，补前人之未备。他认为《内经》病机十九条独遗燥气，问题在于历代注家对《素问·阴阳应象大论》中"秋伤于湿，冬生咳嗽"之句随文解义，未作深究；由于燥气是秋令主气，此条写作"秋伤于燥，冬生咳嗽"更为合理。于是他深入阐发燥邪致病特点、脏腑病机等问题，补充了前人对燥邪认识之不足，又对燥证的临床辨证规律作了系统归纳总结，并在竹叶石膏汤基础上自创名方"清燥救肺汤"，因而他成为中国医学史上阐发燥邪致病理论的开创性代表医家。此外，喻昌在阐述临床各种常见杂病时，博采历代医家之长，收集许多效验方药，对于指导临床实践很有参考价值。如痹病的治疗，喻昌归纳为20多种证型，列举了三痹汤、乌头粥等方剂。喻昌本人独创性的临床经验也十分丰富，如治疗痢疾用"活人败毒散"逆流挽舟之法，治疗关格用"进退黄连汤"升降阴阳等治法，皆常被后人称道。

　　《医门法律》自刊刻以来广泛流传，版本很多，据《中国中医古籍总目》记载，有清顺治15年戊戌著者序刻本、清顺治癸锦堂刻本等41种。

四、其他医学著作

喻昌的著作有目录可考者，除上述医学三书外，尚有《（痘疹）生民切要》《喻氏古方试验》《伤寒尚论篇次仲景原文》《伤寒抉疑》《伤寒问答》《温症朗照》《会讲温症语录》《伤寒杂论十二则》《伤寒脉证歌》《温热燥论治》《伤寒后论》《张机伤寒分经注》等。遗憾的是，喻昌晚年曾把一些手稿付与亲戚保存，其中若干精辟理论和临床经验未能正式出版流传。

《生民切要》二卷、《张机伤寒分经注》十卷，见《清朝续文献通考》经籍门十九；《伤寒抉疑》一卷，又名《伤寒答问》，记录了喻昌与弟子程林问答之词；《喻选古方》四卷，是将《本草纲目》附方精选编辑而成，后经钱塘王兆杏试验，改名为《喻选古方试验》，现已编入《珍本医书集成》；又有《会讲温证语录》一卷，为喻昌晚年在常熟为七十五门人会讲温证之语录，见从读有用书楼书目；其《温证论》《温症朗照》，俱见于谢仲墨编撰的《温病要义》。

其中，《（痘疹）生民切要》的内容，已收录入陈熠主编的《喻嘉言医学全书》，后者属于中国中医药出版社出版的丛书《明清名医全书大成》的一个分册。《（痘疹）生民切要》分上、下两卷。上卷主要阐述痘疹的基本原理和辨虚实、表里、体质、三阴证治、三阳证治等问题；下卷主要讨论痘疹兼证的辨治问题，如辨气血有余或不足、泄泻、呕逆、咳喘、痒痛、出汗、失血等兼证的治法方药。

喻昌

学术思想

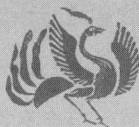

一、学术渊源 🦤

历史上并未记载喻昌在中医学习上的老师，但从他医学著作中广征博引的内容来看，喻昌的医学功底主要来自于苦读中医经典著作及历代各家医书。喻昌三部代表著作中谈到的古籍和医家非常多，涉及《黄帝内经》《难经》《伤寒论》《金匮要略》《圣济总录》《妇人大全良方》《三因极一病证方论》等诸多古籍，以及张仲景、孙思邈、刘温舒、王安道、刘河间、朱丹溪、张从正、滑寿等众多医家和学者的学术思想和诊疗经验。喻昌在《医门法律·卷五》中明确讲到："谈医者，当以《灵》《素》为经，《金匮》为纬，读《灵》《素》而不了了者，求之《金匮》，矩矱森森。"从喻昌著作的内容看，确实是以《黄帝内经》《伤寒论》《金匮要略》为指导思想进行发挥，在中医经典著作确立的规矩准绳下，又有许多个人创见。可以说，喻昌是自学中医而成就一家风范。

（一）《尚论篇》之学术渊源

1. 错简重订之渊源

《伤寒论》成书后屡遭战火，简册曾经散乱，经西晋太医令王叔和搜采编次，流传至今。但王叔和在编次《伤寒论》时，根据自己的见解，加入"伤寒例"及"平脉法""辨脉法"诸篇，已非张仲景著作之原貌。其后又经宋代校正医书局及金代医家成无己等人校注，离仲景原貌更远。因此，明代医家方有执作《伤寒论条辨》指出王叔和编次之《伤寒论》非仲景原貌，拉开了错简重定之序幕。喻昌很赞同方有执的见解，认为《伤寒论》一书为众法之宗，群方之祖，但因后人杂以己见，以致仲景之书反为尘饭涂羹，不合适用。

喻昌认为，方有执《伤寒论条辨》削去王叔和"伤寒例"的做法，深得尊经之旨；用风寒分营卫损伤的分类法改编太阳篇，可谓卓识超越前人。同时，喻昌还指出林忆、成无己二人过于尊信王叔和，将王叔和的见解当做张仲景的言论混编成书。他又说庞安常、朱肱、韩祗和等人虽然发挥了张仲景的学说，但不过是王叔和之功臣，而不能称为张仲景之功臣。喻昌虽然赞同方有执错简重订的主张，但又认为他的言论有过激之处，而且王叔和"伤寒例"传习已久，其影响已深入人心，若欲削去，而坊刻盛行，难掩众目。所以，喻昌《尚论篇》未削去王叔和"序例"，而是在书中辩驳王叔和、林忆、成无己等人编次校注之过失，并对王叔和"序例"的原文进行逐条批驳。

可见，其错简重订思想主要是受方有执影响，但也是在研究王叔和、林忆、成无己、庞安常、朱肱、韩祗和等众多医家学说基础上逐渐成熟，并形成喻昌自己的风格。

2. 三纲学说之渊源

喻昌《伤寒论》的编次体例受方有执的影响，还以伤寒三纲学说为特色。伤寒三纲学说是经历代多位医家发挥而逐渐发展起来的。三纲学说基于《金匮要略》所言"五邪中人，各有法度"的思想，认为风与寒是不同性质的外邪，侵入人体后形成风伤卫，寒伤营，风寒两伤营卫之不同证候，治法方药也有所区别。成无己在《注解伤寒论·辨脉法第一》第二十条说："寸口脉浮而紧，浮则为风，紧则为寒，风则伤卫，寒则伤营，营卫俱病，骨节烦痛，当发其汗也。"王叔和的"辨脉法"中提到"风则伤卫，寒则伤营，营卫俱病骨节烦疼"。《脉经》也谈到"风伤阳，寒伤阴，卫为阳，营为阴，各从其类而伤也"，指出风、寒邪气在致病部位上的差异性。孙思邈在《千金翼方》中讲："夫寻方之大意，不过三种，一则桂枝，二则麻黄，三则青龙，此之三方，凡疗伤寒不出之也。"这些都是风伤卫，寒伤营的雏形。宋代许叔微则进一步提出治疗风、寒邪气各自的代表方剂，主张用桂枝汤治疗太阳中风，麻黄汤治太阳伤寒，小青龙汤治疗中风见寒脉、伤寒见风脉。至此三纲学说已经逐渐成形，但许叔微并未明确提出三纲之说。真正确立伤寒三纲学说的是明代方有执，他认为王叔和整理的《伤寒论》"颠倒错乱疏甚"，遂进行重新整理，尤其对太阳篇大作改订，他以"卫中风""寒伤营""营卫俱中伤风寒"重新编订太阳篇，由此确立了三纲鼎立学说。这种以风伤卫的桂枝汤证，寒伤营的麻黄汤证，风寒两伤营卫的大青龙汤证作为太阳病之大纲的观点，成为后世三纲鼎立学说的基础。

喻昌又在方有执的基础上对伤寒三纲学说进一步演绎发挥。除以三纲论伤寒之外，他还提出温病三纲之说。温病三纲其实是对春温伏气成因的概括：冬伤于寒，春必病温；冬不藏精，春必病温；冬伤于寒又不藏精之春温。三者在发病部位和发病形式上有差异：冬伤于寒者，邪气伏藏于足阳明胃经，胃主肌肉，感春月之温气而始自阳明经肌肤发病；冬不藏精者，邪气伏藏于足少阴肾，至春月地气上升引发肾中伏邪内动而发病；冬伤于寒又不藏精者，至春月两邪从少阴、阳明两经同时发病。对于第三种发病形式，喻昌认为与两感温病无异，这一理论，后世虽有争议，但在他的临床实践中确有一定的意义。

喻昌运用三纲学说指导伤寒、温病的辨证，说明他对三纲学说有深刻的理解。虽然三纲之说有其不足之处，但方有执三纲思想的确立直接导致了《伤寒论》重新编次，再加上喻昌的发挥，更加引发了错简重订派与维护旧论派之间的争论，也促进了明清时代伤寒学说的发展。

3. 以法统方之渊源

细究三纲之说的来源，虽名为三纲，实为以法统方，以法统证。以法统方的思想可溯源至唐代孙思邈。《千金翼方》采用"方证同条，比类相附"的编撰方式，创"麻桂青龙"三方统言伤寒治法，认为"夫寻方之大意，不过三种，一则桂枝，二则麻黄，三则青龙，此之三方，凡疗伤寒不出之也"。但孙思邈虽有桂枝汤、麻黄汤等标目，但言法不言证，且按经分篇，过于粗疏笼统。到宋代校定医书，又有人创立三百九十七法之说。

与前人相比，喻昌更注重从法立论。因为三纲之说只能解决太阳篇的重新编次，而其余诸经的编次需依据法来完成。所以说，喻昌更注重法，从书名"尚论张仲景伤寒论重编三百九十七法"以及每卷目录下必标明计多少法即是明证。如果说《尚论篇》中喻昌仅是继承宋人创立的三百九十七法来推演，那么《尚论后篇》设立的春温三十法，便是对前人思想的极大发挥与创新。纵观喻昌论述六经的各篇，每一经之前，必先阐述证治大意，然后以法为目，法下再分列条文，又详加注释，并将合病、并病、坏病、痰病四类附于三阳经末，过经不解、瘥后劳复、阴阳易病等则附于三阴经末。至于六经诸方，也是以法统方，同一法下，分列诸方。从而将《伤寒论》的思想及喻昌自己对外感热病的见解结合起来，以法为纲，使理法方药归于一统。

由此可见，喻昌善于吸取前人经验，再经过自己的改良创新，使《伤寒论》的辨证体系更加清晰易懂，对后人学习张仲景的六经辨证做出了重要贡献。

（二）《医门法律》之学术渊源

1. 溯源《黄帝内经》且多有发挥

在杂病诊治方面，喻昌认为当遵循《内经》所传承的医学真理，反对不求经旨，毫无凭据地处置病患。喻昌对《内经》理论的推崇，从他的书目结构上就可以看得出来。他将风、寒、暑、湿、燥、火六气作为杂病辨证的六大纲领，置于其他杂病之前。这就是对《内经》重视天人合一观念，强调四时阴阳变化对人体生命活动影响之思想的一种承续。

喻昌将"附答《内经》十问"和"申明《内经》法律"紧接于诊法之后，放于书中比较靠前的位置。这种做法仍然是在强调溯源《内经》思想对临床实践的重要指导意义。他根据《内经》理论，提出：治病必须分清标本，重视四时气候变化，因地制宜，审查病势顺逆，辨别脉证相符与否，懂得疾病四易四难的预后趋势，了解病程长短，推求运气规律，掌握用药的寒温原则，明白组方配伍的君臣佐使，防范用药过度的毒副作用，体察患者的生活起居形志苦乐，能够融会贯通知常达变。这些原则对于指导初学者入门，以及规范医生的诊疗行为，均有现实意义。

对于临床各种杂病的阐释，喻昌仍然也是以《内经》为依据的，尤其是在病因病机方面。例如，喻昌在《医门法律·卷四》中提出热、湿、暑三气交病的理论，认为在春分以后，秋分以前，少阳相火、少阴君火、太阴湿土三气合行其事，自然气候表现出热、湿、暑并行的特点，临床病症也出现三气交病的特征。他又将痉病、风湿、中暑作为三气交病的典型病证，从理法方药等方面进行发挥。这一理论的产生受《内经》等书中的观点影响较大。

（1）《内经》六气主时思想的影响

喻昌三气交病的理论最早是受到《内经》五运六气学说的启发。根据运气学说，从春分到小满为二之气，为少阳相火主时；小满到大暑为三之气，为少阴君火主时；大暑到秋分为四之气，为太阴湿土主时。喻昌提出的三气交病时间的正是从春分到秋分之间，说明这一思想正是来源于《内经》。

喻昌的创新之处，在于他提出的"三气合行其事"。也就是说热、湿、暑三气难以区分明显的时间界限，并非完成按照《内经》六气主时规律提出的一气主一时，而往往是三种气候特征同时并存。从实际情况来看，春夏之际的气候特点确实是以湿热为主，湿热太过又会出现风气来复，因而多表现为时热、时湿、时暑、时风的气候变化。

可以看出，喻昌提出的三气合行理论是符合自然气候规律的。如果刻板地参照《内经》五运六气学说，许多人往往会认为运气学说有局限性而置之不用。喻昌提出的三气合行理论，正好体现了《内经》运气学说的宗旨，即把握运气变化的"常"与"变"，举一而能反三。

（2）《内经》运气用药理论的影响

喻昌引用《内经》运气用药的理论加以发挥，认为湿、热二邪联系密切，其治疗用药也有相似之处。《素问·至真要大论》曰："热淫所胜，平以咸寒，佐以苦甘，以酸收之。湿淫所胜，平以苦热，佐以酸辛，以苦燥之，以淡泄之。湿上甚而热，治以苦温，佐以甘辛，以汗为故而止。火淫所胜，平以酸冷，佐以苦甘，以酸收之，以苦发之，以酸复之，热淫同。"根据《内经》提到的"湿上甚而热"之说，喻昌进一步发挥："可见湿淫而至于上甚，即为热淫。其人之汗，必为湿热所郁，而不能外泄，故不更治其湿，但令汗出如其故常。"（《医门法律·卷四》）他指出，湿邪郁而化热，形成湿热交结之势，治疗方法当令湿热随汗而解。可见，喻昌借助《内经》的理论来说明湿、热二邪本就难分难舍，并为湿热合邪当用微汗法治疗的理论找到了依据。

（3）对《内经》理论的独到发挥

在"附答《内经》十问"中，喻昌对十条初学者难以理解的经文进行了阐释，提出了许多独到见解。说明喻昌善于思辨，并富有创新精神。例如，对"逆春气则伤肝，夏为寒变"中"寒变"为何病？喻昌解释说"寒变"是夏季易患疾病的总称。由于春天养生不当，伤了肝木，按照五行相生规律，木生火，肝木不荣则心火难旺。夏季心火不旺而反衰，北方肾水上凌，而出现"寒变"诸病。临床多表现为食后饱闷、遇事狐疑、下利奔迫、心情不舒畅等。喻昌进一步发挥说，治疗夏季"寒变"诸病，理当益火之源以消阴翳，但不是肉桂、附子等温阳药所能解决问题的。治疗此类病证，当顾及病本，舒发肝木的郁遏，心火自然复荣。

由此可见，喻昌《医门法律》从书目结构、医理阐发等方面均溯源于《内经》学术思想，并结合个人体悟和临床实践加以发挥创新。

2. 传承《伤寒杂病论》立足临床

除了《黄帝内经》的理论渊源外，《医门法律》的另一个重要源泉便是《伤寒杂病论》，其中杂病方面的理论参考《金匮要略》为多。

喻昌在"申明仲景律书"中，列举了临床辨治伤寒时容易忽略的 10 条注意事项：治疗外感风寒证当根据辨证确定是否适宜发汗；湿温病不可发汗；妄用汗下治疗伤寒，令病人亡失津血，会导致脉微而涩；伤寒表证误用下法，会伤及胃阳，令病人肠鸣、发噎；平素脉象濡弱之人，受风寒后出现胸闷心烦，多为虚烦，若误用冷水渍湿布贴敷胸部，会重伤胸阳、胃阳，以致病情危重；素体壮盛之人患伤寒，若发汗之力过轻，体内郁热难以宣散，应当再次发汗，若误用下法则成坏证；伤寒患者出现濡弱之脉，说明素体阳气不足，营血虚寒，若误用冷水灌汗之法，易致亡阳；伤寒脉浮大者，多为阴血内虚，孤阳外浮，不可妄用汗下重伤津液，以防亡阴；伤寒患者若趺阳脉虚浮，说明胃气虚馁，不可发汗，当用小建中汤补足胃气，然后方能发汗，否则令人发哕；趺阳脉以迟缓为常见脉象，若伤寒患者出现趺阳脉浮数，误用下法易致热邪内陷于脾，郁于营卫而生恶疮。此外尚有"附申治伤寒不可犯六经之禁"，即太阳证禁下，阳明证禁发汗、禁利小便，少阳证禁汗、禁下、禁利小便。"附申治伤寒不可犯时禁、病禁、药禁"中，喻昌解释说"时禁"指春夏禁下，秋冬禁汗。"病禁"，即患者阳气不足，阴气有余，禁助阴泻阳；病患阴气不足，阳气有余，禁助阳泻阴；并要考虑患者年龄和病程等因素。"药禁"指用药时不可犯虚虚实实之过。

在各种杂病的阐述过程中，喻昌也常从理、法、方、药等方面引用《金匮要略》的原文进行说理发挥。例如，"中风门"中喻昌首推的侯氏黑散、风引汤就出自《金匮要略》。在每种杂病门的篇首，几乎都要从《金匮要略》的记载开始展开论述。由此可见，《伤寒杂病论》也是《医门法律》成书的一个重要理论渊源。

3. 援引佛教思想创新中医理论

在《医门法律》中，喻昌常常借佛学思想发挥医学理论。这跟他出家为僧，曾受大乘佛教文化熏陶的人生经历密不可分。但喻昌与众不同之处，在于他能够将医理、佛理融为一体，以佛家的慈悲济世为道德准绳，又以中医事业为载体拯救世人，实践了佛教"闻、思、修"知行统一的修行方法，从医道中体悟佛理，从佛教中参研医学，于红尘中求证般若空性。因此，喻昌在中医历史上的大成就，离不开他从佛教经典和思想中获得的智慧、勇气和毅力。即使后来还俗行医，喻昌仍坚持禅修不辍。他在《尚论后篇·温症中篇》中自述，为了履行佛家精进修学的教诲，喻昌三十多年昼夜不曾倒身卧床休息，困了就盘坐禅修以驱逐睡魔。可见其受佛学影响之深，实践佛法意志之坚毅。其佛医结合的理论如下：

（1）以佛教因果论进行医德教育

佛教认为轮回中的众生可分为天道、人道、修罗道、畜生道、饿鬼道、地狱道，六种不同的生命状态称为"六趣"。六道中的众生因价值趣向不同，感召不同的因果而入相应的"六趣"。例如，喻昌在《医门法律·卷一·络脉论》中讲："不学无术，急于求售，医之过也。甚有文过饰非，欺人欺天，甘与下鬼同趣者，此宵人之尤，不足罪也。"此处指医生不学无术、文过饰非等恶行是自种恶因，"甘与下鬼同趣者"，意思是在感召饿鬼道的恶果。可见，喻昌时时刻刻以佛教因果思想提醒自己，当精研医术，救济苍生。

（2）以佛教戒律比喻医门禁忌

喻昌《医门法律》之书命名正是受到佛门戒律的启发。戒律在佛教中的作用是很重要的，被认为是修行成败的基础。戒、定、慧是修行的三个过程，由戒生定，由定生慧。如果不遵守戒律，任性妄为，必然导致身心迷乱，而不能产生禅定和智慧。因此喻昌认为，研习医学也应该有一定的规律可循，首先必须建立医门中的规则、戒律。初学者不去违反这些规则，在医疗实践中就不会犯致命的错误。当医学的修为渐渐深入，懂得的规则就细而又细，医生的临床诊疗水平也会逐渐提高。

例如，《医门法律·卷一·申明仲景律书》中有"附申治杂证不可犯时禁、病禁、药禁"篇言："治天下有帝王之律，治仙神有上天之律。至于释门，其律尤严。三藏教典，仪律居三之一，由五戒①而五百戒，由五百戒直造自性清净，无戒可言，而道成矣。医为人之司命，先奉大戒为入门，后乃尽破微细诸惑②，始具活人手眼③，而成其为大医，何可妄作聪明，草菅人命哉？尝羡释门犯戒之僧，即不得与众僧共住，其不退心者，自执粪秽杂

---

① 戒：意指行为、习惯、性格、道德。为佛教三学之一。通常所说的"净戒"（具有清净意义之戒），又称"善戒"，特指为出家及在家信徒制定的行为规范，有防范过失、保护修行之人的功用。

② 尽破微细诸惑：惑，指迷而不解之意。佛教中"惑"为烦恼之别名或总称，即指身心恼乱之状态，是妨碍一切觉悟心的作用。佛教认为人的烦恼有粗大、细微之分，深入修行之后粗大烦恼消除，但细微的烦恼仍存在而妨碍修行的进步。此处比喻医生研习医道过程中出现的微小困惑。

③ 手眼：比喻本领才识。如明·袁宏道《与管东溟书》："若教定方，则历代圣贤，各具一手眼，各出一机轴，而皆能垂手为人，何与？"

役三年，乃恳律僧二十众佛前保举，始得复为佛子。当今世而有自讼①之医乎？昌望之以胜医任矣"。

（3）以佛教劫运之说发挥阴病理论

喻昌还借佛教劫运之说论述浊阴邪气对生命的危害。佛教所说的"劫"是一种时间观念，以劫为基础，来说明世界生成与毁灭之过程。比如，《妙法莲华经》优波提舍分五种劫，即夜、昼、月、时、年。喻昌描述劫运时，也借用了十二地支、时辰和《周易》十二消息卦的内容，来说明阴阳二气在宇宙生灭过程中的消长平衡运动。其目的是为了说明浊阴之气是存在于自然界中，随时间变化而有盛有衰，其性暴悍摧残杀戾，对人体生命危害极大。

如其在《医门法律·卷二·阴病论》中云："昌尚论仲景《伤寒论》，于凡阴病见端，当以回阳为急者，一一表之，吾门已骎骎②知所先矣。今欲并度金针③，畅言底里。《易》云：通乎昼夜之道，而知夫昼为阳，群阴莫不潜伏。夜为阴，群阴得以现形，诸鬼为之夜食。一切山精水怪，扬氛吐焰，伎俩无穷，比鸡鸣④则尽隐矣。盖鸡鸣夜虽未央，而时则为天之阳也。天之阳开，故长夜不至，漫漫而将旦也。阴病之不可方物，此见一斑，而谁

---

① 自讼 (sòng)：讼，争也。《说文》云："以手曰争，以言曰讼。"自讼，是孔子提出的一种自我修养方法。就是对自己的过错进行自我责备，善于剖析自我，严于律己。《论语·公冶长》曰："吾未见能见其过而内自讼者也。"

② 骎骎 (qīn)：马跑得很快的样子。此处喻昌借以比喻他的学生研习医道进步迅速。

③ 并度金针：意为传授医学秘诀给更多的人受益。度，通"渡"，过渡，引申为传授。"度金针"之语源自传说，有名叫郑采珠的姑娘，七夕祭织女，织女送她一根金针，从此她刺绣的技能精巧无比。元·金好问《论诗》云："鸳鸯绣了从教看，莫把金针度与人。"

④ 鸡鸣：即丑时（凌晨1:00～3:00），十二时辰中的第二个时辰。《素问·金匮真言论》曰："合夜至鸡鸣，天之阴，阴中之阴也。"从阴阳消长的过程来看，鸡鸣为群阴将尽的阶段。

为燃犀之照①也哉？佛说四百四病，地水火风，各居百一，是则四百四病，皆为阴病矣！夫水、火、木、金、土，在天成像，在地成形，原不独畸于阴。然而五形皆附地而起，水附于地，而水中有火，火中有风。人所以假合成身，身所以相因致病，率禀四者。金性坚刚，不受和合，故四大惟金不与。证无生者，必修西方佛土，有由然也。世人但知地气静而不扰，偶见地动，便骇为异。不知地气小动，则为灾眚②，大动则为劫厄③。劫厄之来，天地万物，凡属有形，同归于坏。然地气有时大动，而世界得不速坏者，则以玄天真武坐镇北方，摄伏龙蛇，不使起陆，以故地动而水不动，水不动而水中之火，火中之风自不动也。仲景于阴盛亡阳之证，必用真武汤以救逆者，非以此乎？至于戌亥混茫，亦非天翻地覆互相混也，天原不混于地，乃地气加天而混之耳。盖地、水、火、风四轮④，同时轰转，雷炮冲射之威，千百亿道，震荡于五天之中，顷之搅毁太空，混为一区，而父母所生血肉之躯，其阴病之惨烈，又当何如？禅宗有白浪滔天，劫火洞然，大千俱坏等语。岂非四大解散之时，实有此象乎？究竟地气之加于天者，止加于欲界色界⑤等天，不能加于无色界天。所以上八景中，忉利天宫，万圣朝真，兜率内院，诸天听法，各各身除中阴，顶现圆光，由此直接非想非

---

① 燃犀之照：比喻能明察事物，洞察奸邪。相传点燃犀角可以照妖令其现形。

② 灾眚：指因过失而造成的灾害。《说文》言："眚，目病生翳也。"

③ 劫厄：灾难。

④ 四轮：佛教用语，指金轮、水轮、风轮、空轮，器世间基之而成立故名四轮。轮，有持载之义。唐·张说《唐陈州龙兴寺碑》："观夫广大无相者，虚空也，四轮倚之而住。"

⑤ 欲界色界：佛教用语。欲界、色界、无色界合称三界。指有情生命体生存的三种不同状态。欲界，是地狱、饿鬼、畜生、阿修罗、人、六欲天之总称，此世界之有情生命体因有食欲、淫欲、睡眠欲等，故称欲界。色界、无色界为入禅定三昧，心不散动之地。

非想天①。而入佛界法界，睹大千世界，若掌中一果矣，更何劫运可加之耶，劫运所加之天，至子而开，阴气下而高复始露，至丑而阴气尽返于地，而太空始廓，两仪分莫厥位。日月星辰丽乎天，华岳河海附乎地，五天之气，散布于列曜九地之气，会通乎山泽，以清以宁，曰大曰广，庶类以渐萌生。而天界隙中所余暴悍浊阴，动辄绵亘千万丈，排空直坠，摧残所生，靡有孑遗。天开地辟以后，阴惨余殃，倘若此其可畏，必至寅而驳劣悉返冲和。天光下济，地德上承，名木嘉卉，累累垂实，光音天人，下食其果，不复升举，因得施生，乃至繁衍，而成天地人之三界也。此义关系人身性命，病机安危，最宏最巨，儒者且置为不论不议，医者更蔑闻矣。"

（4）以佛教修行体验阐发《内经》食味养生之道

《医门法律·卷一》的"附答内经十问"中，喻昌借佛教修行体验阐发《内经》"味过于咸，大骨气劳"之理，认为"大骨气劳"应当理解为肾气过盛而精液溢泄，进而损伤腰间脊骨。历代医家对"大骨气劳"多解释为房劳伤肾，因为肾为作强之官。而喻昌则认为这种解释不准确，将此处病因解释为"房劳""作强"，明明是指果为因。他认为"房劳""作强"是肾气偏盛的结果，原因是过食咸味。他的诠释可谓独出心裁，但也有一定道理，这种解释正符合《内经》前后文意的逻辑衔接。

他举例说，高僧大德严持戒律修行佛法，清心寡欲，未曾冒犯色戒，但在禅定过程中会突然出现阴茎自然勃起而精液失控外泄的现象。结合佛法修行体验，喻昌解释说这是因为平素过食咸味，导致肾气偏盛之故。佛

---

① 上八景中……由此直接非想非非想天：据佛教传说，忉利天、兜率天皆属于欲界天。喻昌所说地气不能加于无色界天，意为居住忉利天当中的天人或菩萨因听闻佛法而得以超升，可以直接进入更高层次的无色界天"非想非非想天"。此时，天人与菩萨均脱离了地之浊阴的干扰，而"身除中阴，顶现圆光"。

门中向来提倡食素饮淡，有的高僧为了达到修行的理想境界，甚至长年饮食中都不放盐，就是为了防止肾气偏盛而滑精。喻昌这一解释无疑对《内经》食味养生之理论是一个很好的发挥，开阔了大家解读《内经》经文含义的视野。

（5）以佛教半句偈比喻医学理论的发挥

"偈"是佛经中叙述长行文字之后，再用韵文概括重述，以加深读者对文意的理解。在《涅槃经》中，有一则释迦牟尼佛在过去的修行中，为求半偈而舍身的故事。喻昌以佛教禅宗半句偈比喻《内经》中未完全阐明的道理，意思是留给后人发挥的部分。他在《医门法律·卷四·痉病论》中谈到：《经》之文不叙病之原委，突云欲解，如禅家半偈，令人何处下参耶？试一参之，妙不容言矣。"喻昌在诸多医理的阐发上，能树立自己独到见解。这是由于他长期参研佛学，用佛教修行方法来实践中医，因而很多观点皆与众不同，发人深省，启迪后学。

总之，喻昌从佛教经典和思想文化中汲取精华，并运用到研习实践中医的过程中，形成了自己别具一格的医学思想特色。他对临床杂病的阐述，从《黄帝内经》《伤寒杂病论》等源头入手，又多有自己的发挥和创新。

二、学术特色

（一）伤寒学术特色

喻昌对《伤寒论》的研究贡献极大，他的学术特色主要体现在错简重订、三纲学说、类证汇聚等方面，对后世医家影响深远。

1. 错简重订

喻昌认为《伤寒论》年代久远，历经战乱劫火，原著散乱错简，虽经晋代太医令王叔和编次整理而得以保存，但已非仲景原貌，篇目先后差错不全。于是，他主张重新整理《伤寒论》。《尚论篇》主要是参考明代方有执《伤寒论条辨》编撰而成，但编次有所不同，内容也有补充。书中首先辩论王叔和编次的过失，次论林亿、成无己校注之过失，然后逐条辩驳王叔和添加《序例》中的错误，再谈论春温大意和王叔和四变之错误，又辨瘟疫与温病之异。如此层层深入剖析，提醒后人不要过度遵循王叔和的理论。

（1）指出《伤寒论》错简之处

喻昌指出张仲景原著为《卒病伤寒论》十六卷，但流传过程中《卒病论》六卷亡佚，到晋代王叔和整理之时已不复存在。即使是传世的《伤寒论》十卷也因战乱劫火出现了前后篇目差错。王叔和在整理《伤寒论》过程中，加入了自己的见解，编集成书，共二十二篇。喻昌认为，王叔和的整理有许多不妥之处，以致造成了后人学习《伤寒论》的诸多困惑。后世通行的《伤寒论》版本主要是宋本，又经过了宋代林亿校正，成无己的注释。林亿和成无己，过于尊信王叔和，在校注过程中将王叔和的言论与张仲景的原文混编在一起。历代众多医家在学习《伤寒论》时就分不清哪些是张仲景所述，哪些是王叔和的发挥。喻昌认为，宋本《伤寒论》中列于前二卷的"平脉法"和"序列"应该出自王叔和之手，因为其语言风格不似后面张仲景的原文那样押韵，在理论上也多有错缪之处。

（2）借鉴王履、方有执二家之说

至于如何重新整理《伤寒论》，喻昌认为可以借鉴明代王履和方有执的部分做法。宋本《伤寒论》虽有错简之处，但其中保存了张仲景原创的三百九十七法和一百一十三方的名目，可以依次校正。喻昌指出，王履和方有执的整理方法虽有可取之处，但还不够理想。

王履在整理时将"伤寒例"列于书首，接下来按照"六经病""类伤寒病"的次序编次书目，其中"杂病""杂脉""杂论"等与伤寒无关的篇目都进行了删减，共留下二百八十三条，称为"二百八十三治"。喻昌评价王履的整理方法，认为他虽然发现了王叔和的错误，但在整理和阐述的过程中漫无卓识，不足为取。

方有执的《伤寒条辨》首先删去了王叔和的"序列"，符合张仲景原义。但这种做法未免过激，难以让大家接受。喻昌认为王叔和的"序列"传习已久，已经普遍被认同，若骤然删去，难以服众。此外，他对方有执在"太阳病篇"按风寒分别伤营卫的理论，大为赞赏。但喻昌认为，方有执书中的言论尚有多处不合理的地方，所以他又提出了重新订正《伤寒论》的方法。

（3）提出重订《伤寒论》的方法

喻昌指出，订正《伤寒论》必须先设立四时外感病的大纲，然后分节细论。他提出：冬伤于寒、春伤于温、夏秋伤于暑热，这是四季外感病的大纲；其中冬月伤寒又可作为四季外感病之大纲；伤寒六经证以太阳经证为大纲；太阳经证又以风伤卫、寒伤营、风寒两伤营卫为大纲。张仲景对四季外感病的阐述，详论冬伤于寒之病，而略于春夏秋季之外感病。喻昌认为，这是因为治疗伤寒的方法也可以用于治疗其他外感病。《伤寒论》之法不仅可以治疗外感病，也可治疗其他内伤杂病。关键是领会张仲景用法用方的宗旨，灵活运用，融会贯通，方能指导临床。

在篇目结构上，喻昌的《尚论篇》在卷首仍保留了王叔和的"序列"，但逐段进行批驳和论证；卷一至卷四是对伤寒六经病证的归纳整理；书后附有"过经不解"和"瘥后劳复阴阳易病"。《尚论后篇》则主要阐述温病、真中风、小儿惊风、温病会讲、伤寒六经方证等内容。

2. 三纲鼎立

在伤寒太阳病的研究上，喻昌主张振举大纲，分隶治法。他认为，风则伤卫，寒则伤营，风寒兼受，则营卫两伤，三者之病，各分疆界。张仲景立桂枝汤治风伤卫，麻黄汤治寒伤营，大青龙汤治风寒两伤营卫。三法分治三证，鼎足三纲。这就是后世所谓的太阳病"三纲鼎立"之说。同时喻昌进一步提出所谓的"温病三纲"，这为后世温病学派的卫气营血辨证提供了一种新思路。

（1）对伤寒三纲学说的贡献

喻昌是继方有执之后提倡三纲鼎立学说的代表医家，并且进一步推动了三纲鼎立学说的发展。方有执的《伤寒论条辨》虽然以三纲学说重新编次伤寒病证，但理论浅陋，也有部分牵强之处。于是喻昌对这一学说进行发挥，提出"夫足太阳膀胱，病主表也，而表有营卫之不同，病有风寒之各异，风则伤卫，寒则伤营，风寒兼受，则营卫两伤，三者之病，各分疆界，仲景立桂枝汤，麻黄汤，大青龙汤，鼎足大纲三法。"（《尚论篇卷一·论太阳经伤寒证治大意》）因此《尚论篇》太阳病分为三篇：上篇是风伤卫的中风证治，列中风提纲、脉证、误治之变证、坏证；中篇是寒伤营；下篇是风寒两伤营卫。经过喻昌的发挥，三纲鼎立学说日渐完善，《伤寒论》的整理也更加规范化，纲举目张。喻昌因此成为主张伤寒三纲鼎立学说的代表人物。

（2）提出"温病三纲"之说

喻昌认为仲景的《伤寒论》虽详于伤寒略于温病，但辨治温病之法实已包含在内。他在研究《伤寒论》的基础上，结合《内经》的学术思想，提出温病三纲之说，以伏气学说阐发温病发病规律。在温病的研究上，喻昌也提出了"温病三纲"。"温病三纲"其实是把温病从发病起因上划分为三个类型：冬伤于寒，春必病温；冬不藏精，春必病温；既有冬伤于寒，又有冬不藏精，至春月同时发病。喻昌还把这三种温病证候与伤寒六经证加以对照，指出三种温病伏邪潜伏部位不同发病病位也有差异。其具体内容见温病学术特色部分。

3. 以纲统法

喻昌重订《伤寒论》的方法之一，就是"以纲统法"。其方法主要是列举张仲景原书提到的三百九十七法，分列于大纲之下。喻昌所谓"法"，其实相当于条文的提要。

（1）纲举目张

喻昌指出，王叔和在整理《伤寒论》时没有领会张仲景创法制方的宗旨，其汇聚的方证条文存在许多地方杂乱无序的弊病，而且总体上缺乏纲领的统属。例如，太阳经证头绪纷杂，初学者本就难以理解，加上王叔和整理时将温病、合病、并病、少阳病、过经不解病等内容插入其中，更令人茫然难解。于是，喻昌认为整理张仲景原文，"必先振举其大纲，然后详明其节目，始为至当不易之规"（《尚论篇·卷首·尚论张仲景伤寒论大意》）。在太阳病篇的整理上，喻昌首先删去痉、湿、暍等内容；其次分清合病、并病、温病、坏病、过经不解等情况另立篇目阐述；提出以桂枝汤、麻黄汤、大青龙汤三纲鼎立的方法作为"太阳病篇"的纲领。这样有助于初学者掌握《伤寒论》的辨证纲领。

（2）突出治法

在三纲鼎立的原则下，喻昌又"以纲统法"，全书共制定了397法。其中太阳上篇五十三法，太阳中篇五十八法，太阳下篇二十四法；阳明上篇三十九法，阳明中篇三十一法，阳明下篇三法；少阳经全篇二十一法，附合病九法，并病五法，坏病二法，痰病三法；太阴病全篇九法；少阴病前篇二十五法，少阴经后篇十九法；厥阴篇五十五法；附过经不解病四法，瘥后劳复病六篇，阴阳易病一法。以上统计有367法。另有春温病共三十法，共计397法。在具体订正方法上，每经之下，设若干法，每法之下，分列条文，并加以注释，三纲之首都冠以全篇大意。

喻昌所谓的"法"，其实是辨证思维的指导原则，也是张仲景原文的提要。例如"中风病主用桂枝汤解肌大纲一法",其实就是桂枝汤证的提要,下文列举了桂枝汤的条文和煎服方法等原文。"桂枝汤有禁用三法",第一法就是发热汗不出不可服桂枝汤的原文,第二法是服桂枝汤呕吐致吐脓血的原文,第三法则是酒客不可服桂枝汤的原文。

通过这种"以纲统法"的整理方法,突出了《伤寒论》的辨证论治思想,令学习者能更加灵活掌握张仲景组方用药思路,扩大了经方的运用范围。正如喻昌所言:"毋论法之中更有法,即方之中亦更有法。通身手眼,始得一一点出,读之而心开识朗,不复为从前之师说所熁浸,假由其道而升堂入室,仲景弥光,而吾生大慰矣!"(《尚论篇·卷首·尚论张仲景伤寒论大意》)

4. 类证汇聚

在三纲鼎立、以纲统法的原则下,喻昌对条文的具体编排又结合了类证汇聚的方法。

"类证汇聚"就是用类比的方式,将相似的症状、脉象、方证等放在一起比较,以分析揭示其异同。例如"阳明经篇"分上、中、下三篇:上篇汇聚了外邪初入阳明地界,太阳之邪未尽诸证,即太阳阳明证之条文;中篇为正阳阳明之条文,汇聚了外邪已离太阳而未入少阳诸证;下篇是少阳阳明之条文,汇聚了外邪已趋少阳,未离阳明诸证。少阴病分为上、下两篇,上篇归纳少阴寒化证,下篇归纳少阴热化证的条文。另外,合病、并病、坏病、痰病、过经不解病、瘥后劳复病等,也是将不同证候进行分类汇聚的结果。

喻昌进行类证汇聚的分类标准,或依其病因相同,或因其误治方法相同,或依其证候相类似,或依其病机、方药相同,或依其传变趋势相同,或因同为某方某法的禁忌证等。如,虽然"太阳病篇"已经明确分为三纲,但三纲之下又进一步更细化地进行证候分类汇聚。这样便于更好地归纳各种治法。例如,"中风病主用桂枝汤解肌和营七法"归纳了太阳中风正证的治法;"不解肌或误汗病邪入里用五苓两解表里二法",归纳了太阳腑证的治法;"不解肌而以火劫汗伤阴致变四法"归纳了太阳误治、失治变坏证的治法。这样做到了法随证立,证法相应,令张仲景的辨证论证思想更加系统化,条理清晰。

这种类证汇聚的整理方法,有利于认识病证和治法之间的异同点,利于证候和方药的鉴别运用,可以达到同中求异、异中求同、知常达变的目的。例如,太阳经下篇"青龙项中,脉见浮紧,日久致衄,用麻黄汤次第三法"。虽然三条中的病证都属风寒两伤营卫,营血郁阻化热,汗出不畅而致衄,但有所感风寒多少、患者素体阳气壮弱之不同。第一条,因感受外邪风多寒少,发汗不畅,热如营血,患者阳气偏盛,故虽然得衄解,仍需用麻黄汤发其未尽之沉滞;第二条,所感外邪也属风多寒少,但患者阳气不重,无心烦、目瞑等临床表现,所以得衄即愈;第三条,感受外邪寒多风少,不发汗而致衄,所以必须用麻黄汤发其未散之寒,病方能愈。

综上所述,喻昌对《伤寒论》的整理特色体现在错简重订、三纲鼎立、以纲统法、类证汇聚四个方面。

(二)温病学术特色

喻昌对温病证治规律阐发的主体内容见于《尚论后篇》。他对温病学的贡献主要有:提出温病三纲学说;研究春温伏气病证;揭示伤寒、温病在表证传里方面的区别;提出伤寒方统治温病的思想;主张温病治疗以保阴为主;认为下法是温病祛邪的主要途径等。喻昌在研究《伤寒论》的基础上,提出温病三纲之说,以伏气学说阐发温病发病规律。他提出的温病三纲,其实是把温病从发病起因上划分为三个类型:冬伤于寒,春必病温;冬不藏精,春必病温;既有冬伤于寒,又有冬不藏精,至春月同时发病。喻昌还把这三种温病证候与伤寒六经证加以对照,指出三种温病伏邪潜伏部位不同，发病病位也有差异。在温病治疗方面，喻昌十分注重保护阴津。因为春温热邪潜伏体内，真阴被热邪久耗，温病后期即使热势已退，津液易伤而难复，所以喻昌提倡要保护阴液。救阴之法，不仅仅在于滋阴养液，还包括早期不可过汗，必要时当急下存阴；恢复期不宜过早用补药，主张生津即是补虚等。

1. 温病三纲学说

喻昌指出，《伤寒论》中详于阐述伤寒证治，而略于温病证治。后世学者对于温病认识不够，临证难以施治。温病多发生于春季，风是春季主气，所以张仲景把春季的外感病称为风温。然而，喻昌提示"冬不藏精之人，两肾间先已习习风生，得外风相召而病发，必全具少阴之证，故于温字上加一风字，以别太阳之温耳"（《尚论篇·卷首·论春温大意并辨叔和四变之妄》）。说明有阴虚内热之人更易感受风温外邪。结合《内经》伏邪发病的理论，喻昌提出了温病三纲之说。温病三纲其实是温病的三种发病类型：冬伤于寒，春必病温；冬不藏精，春必病温；既冬伤于寒，又冬不藏精，至春月同时发病。这三种温病证候，邪气潜伏的层次深浅不同，临床表现有异，治法方药也不同。参考伤寒六经证的划分方法，喻昌将温病分为三篇：上篇论太阳温病，中篇论少阴温病，下篇论太阳少阴温病。

虽然喻昌提出的温病三纲学说，对温病病因和发病病机的研究作出了一定贡献，但有学者认为其中也存在弊端。用研究伤寒病证的方法来分析温病，有时难免牵强，而且不利于摸清温病的传变规律，容易造成理论上的混乱。

2. 春温伏气学说

喻昌在《尚论后篇》提出的温病三纲学说主要是探讨伏气温病的发病规律。他认为温病的病因是外感风寒之邪，伏寒化温。冬月感寒邪后，寒邪伏藏于体内，至春月而发。但病因不同，则寒邪伏藏部位不同，发病和传变规律也不同。若为冬伤于寒之人，寒邪伏藏于肌肤，春季感受风温之邪而发病，传变从阳明胃经开始，外达太阳，因而太阳、阳明二经是伏邪盘踞之地。若为冬不藏精之人，阴虚生内热，少阴肾经先受病，春季伏邪从少阴肾开始，自内达外，既从太阳而出，势不能传遍他经，表里只在此二经为病。若为冬伤于寒兼不藏精之人，类似伤寒两感症，表现为太阳少阴同病。两感温病传变迅速，正如《素问·热论》讲一日太阳少阴发病，二日传阳明太阴，三日传少阴厥阴，所以太阳少阴温病预后不好。

在病机和临床表现上，冬伤于寒者，表现为大热而不恶寒，为实证。冬不藏精者，多为阴虚阳盛之证，表现为发热之初多兼微恶寒，及至大热灼肌多不恶寒，内热明显，有骨蒸里热的感觉，或耳轮发热。冬伤于寒兼不藏精者，多表现为虚实夹杂证，既有少阴肾精不足、阴液亏损，又有伏寒而化热，表现为表寒里热证。在伏气温病的治疗方面，喻昌强调温病表证少而里证多，治疗当清泄里热为主，但要根据温病三纲不同类型来辨证施治。

3. 辨伤寒、温病之异

喻昌认为，临床上温病多，而伤寒少。根据明末清初温病大量流行的实际情况，他说："触冒寒邪之病少，感发温气之病多。寒病之伤人十之三，温病之伤人十之七"（《尚论后篇·卷一·尚论春三月温症大意》）。在春季，常常出现新感引发伏邪的病证，表面上看证似伤寒，其实和伤寒大有不同。喻昌指出："温病，或有新中风寒者，或有表气虚不禁风寒者，卫虚则恶风，营虚则恶寒，又不可因是遂指为非温病也"（《尚论后篇·卷一·温症上篇》）。

温病发病的部位与伤寒不同，临床表现比伤寒更严重。伤寒属冬季受寒，病起于三阳经；春温多由冬不藏精，病起于三阴经。喻昌又指出："阳分之邪浅而易疗，阴分之邪深而难愈。所以病温之人，有发表三五次而外证不除者，攻里三五次而内证不除者，源远流长，少减复剧。以为表也，又似在里；以为在里也，又似在表。用温热则阴立亡，用寒凉则阳随绝。凡伤寒之种种危候，温证皆得有之"（《尚论后篇·卷一·尚论春三月温症大意》）。

在温病治疗方面，喻昌强调不可套用伤寒之法。他反对用麻黄、桂枝等辛温发表的方药。因为温热病，不存在风伤卫、寒伤营的情况，所以不可用麻黄汤、桂枝汤作为解表之剂。外感风热之邪，可用荆防败毒散、参苏饮等方，但仅适用于初春天气尚未转热的时节。如果是伏邪时间过久，内热郁滞更重，即过时而发之温病、暑病，治疗时便不可使用温性方药，尤禁用桂枝、麻黄等辛温药。喻昌又说："而凡发表不远热之法，适以增温病之困厄耳……按温热病表证间见，而里病为多，故少有不渴者，法当以治里为主，而解肌兼之，亦有治里而表自解者"（《尚论后篇·卷一·温症上篇》）。

4. 温病治疗以保阴为主

喻昌认为春温为伏邪发病，由于伏寒化温，久伏体内，真阴为热邪久耗，无以制亢阳而燎原不息。"以故病温之人，邪退而阴气犹存一线者，方可得生，然多骨瘦皮干，津枯肉烁。经年善调，始复未病之体"（《尚论后篇·温症上篇》）。喻昌论暑病时指出"凡见汗多之体，即不可利其小便。盖胃中只此津液，夫既外泄，又复下行，所谓立匮之术也"（《医门法律·卷四·热暑湿三气门》）。由此可见，阴液易伤而难复。

在保存阴津方面，喻昌也总结了一定的方法。对于燥热证，尤其是温病后期，热势已退而津液受损的病证，喻昌主张用甘寒柔润之剂，如天门冬、知母、麦冬、生地黄、人参、梨汁等药物滋养阴津，既要保肺阴，又要滋肾水。他强调"生津液即是补虚"。但在阳明热邪炽盛，阴液受劫之时，单纯养阴是不够的。此时当用急下存阴法，釜底抽薪。另外，喻昌强调温病的治疗不可过汗，大汗容易伤损津液。

5. 瘟疫别于温病

《尚论篇·卷首》中"详论温疫以破大惑"阐述了喻昌关于瘟疫的认识，说明瘟疫是不同于温病的另一类疾病。在病因上，喻昌提出病气、尸气，混合不正之气而为疫的观点，突破了前人的六淫、时气说、伏气说、瘴气说等学说。其中论述了疫病的发病因素有地理、气候和社会等多种因素。在温疫的受病途径上，认为疫邪多从口鼻而入。

王叔和在整理《伤寒论》时也对瘟疫进行了阐述，认为瘟疫的病因是重感于寒邪所致。喻昌对王叔和的观点进行了批驳，指出瘟疫并非伤寒、伤温、伤暑等时令外感病。他认为瘟疫的病因与病原微生物有关，他说："夫四时不正之气，感之者因而致病，初不名疫也。因病致死，病气、尸气，混合不正之气，斯为疫矣"（《尚论篇·卷首·详论瘟疫以破大惑》）。所以，鸡瘟是因死鸡所致，猪瘟是由死猪所致，牛马瘟是由死牛马所致。对于人而言，饥荒战争爆发之时，由于死人众多，容易导致瘟疫流行。喻昌还指出了瘟疫的传染性极强，会污染空气、水源、土壤等生活环境。

喻昌认为，瘟疫的流行还与气候、地理环境等因素有关。春夏是瘟疫容易流行的季节，冬季则相对较少出现瘟疫。尤其是下雪之后，病原微生物会被冻死。所以，古代爆发瘟疫之时，人们会通过祈祷下雪等方式来消除瘟疫。而春夏之际则不然，"盖温暑热湿之气交结互蒸，人在其中，无隙可避。病者当之，魄汗淋漓，一人病气，足充一室，况于连床并塌，沿门阖境，共酿之气，益以出户尸虫，载道腐墐，燔柴掩席，委壑投崖，种种恶秽，上涸苍天清净之气，下败水土物产之气，人受之者，亲上亲下，病从其类，有必然之势"（《尚论篇·卷首·详论瘟疫以破大惑》）。从地理环境来看，东南方比西北方更容易爆发瘟疫。因为，西北方土高地燥，气候偏于寒冷，不利于瘟疫流行。东南方土地卑湿，气候温热多雾露，病原微生物容易滋生繁衍，所以"蒸气中，原杂诸秽，益以病气、死气，无分老少，触之即同一病状矣"（《尚论篇·卷首·详论瘟疫以破大惑》）。

总之，喻昌认为瘟疫不同温病，其产生与尸体腐烂形成的秽浊之气，气候和地理环境的湿热交蒸，灾荒和战争等因素有关。

6. 治瘟疫当逐秽解毒

对于瘟疫的感邪途径，喻昌认为主要是从口鼻感受，传入中焦，甚则弥漫三焦。在治法上，喻昌主张宜未病先防，即病则当以逐秽解毒为急。

瘟疫的感邪途径分阴阳两途，其临床表现也有差异。从鼻入者，属阳证，通过空气传播，起病多表现为发热、头痛、项强颈挛，例如大头瘟、蛤蟆瘟即属此类。从口入者，属阴证，通过饮食传播，起病多表现为寒栗、脚膝逆冷、二便失禁、腹泻、里急后重、肚脐胀痛等，例如绞肠瘟、软脚瘟即属此类。无论从口还是从鼻感受的瘟疫病邪，都可传入中焦，流布上下，导致营卫不通，血凝不流，出现阳毒痈脓、阴毒遍身青紫等临床表现，例如瓜瓢瘟、疙瘩瘟即属此类。若疫邪传遍三焦，则临床表现更为复杂和危重，会出现口唇糜烂、牙龈肿溃、身发痈脓、咽肿喉痹、下利脓血等症状。对于瘟疫的传变趋势，喻昌总结说："温疫之邪，则直行中道，流布三焦"（《尚论篇·卷首·详论瘟疫以破大惑》）。他还描述了大头瘟、蛤蟆瘟、瓜瓢瘟、疙瘩瘟、绞肠瘟、软脚瘟等瘟疫的临床特点。

在瘟疫的治疗上，喻昌提出分三焦论治，同时注重分期施治。①在瘟疫流行之时，以预防为先，未病者可服芳香正气药以避秽防疫。②瘟疫初期，"邪既入，急以逐秽为第一义"（《尚论篇·卷首·详论瘟疫以破大惑》）。逐秽之法，分三焦而论，"上焦如雾，升而逐之，兼以解毒；中焦如沤，疏而逐之，兼以解毒；下焦如渎，决而逐之，兼以解毒"（《尚论篇·卷首·详论瘟疫以破大惑》）。③若疫邪松动，营卫既通，当趁势追击，遣散余邪。可见，喻昌在瘟疫的治疗上很重视逐秽解毒，给邪气以出路，但必须因势利导，分三焦采用不同方法驱邪外出。

（三）杂病学术特色

喻昌在《医门法律》中阐述了他对杂病的认识和诊疗经验。其中有许多独到的见解，如辨息论、大气论、营卫论、络脉论、阴病论、中风论、痉病论、秋燥论、痰饮论等。喻昌在临床杂病辨证中非常重视四诊合参、治病求本等原则。在四诊方面，提出了许多精辟的见解，如望色论、闻声论、辨息论、切脉论等。

1. 大气论

重视护气调气是喻昌学术思想的一个主要特色。喻昌在《医门法律》中创造性地撰写了"大气论"，专篇阐明胸中大气的重要性。"胸中大气"的提法确实有些新奇，但也并非凭空发挥，是喻昌根据历代医学著作中对宗气、心肺阳气等功能的综合认识而发明的一个概念。

（1）人身诸气赖胸中大气主持

气在人体内无处不有，根据部位不同而有营气、卫气、宗气、脏腑之气、经络之气的不同。但其中能统摄全身气机运动和气化活动，充养脏腑、肢体、经脉，令气血周流不息的关键则在于胸中大气的健全与否。

大气包举周身，斡旋于脏腑经络；大气衰则气之升降出入障碍。人身五脏六腑、大小经络的昼夜循环不息必须依赖胸中大气的斡旋。因而喻昌诊治疾病的过程中非常注重审查胸中之气的盈虚。"气聚则形成，气散则形亡"，气的固全与否关系到人体各项生命活动的正常运行，于是喻昌将胸中大气视为"生死第一关"。

（2）大气与宗气及肾气的区别

大气并非宗气，也非肾中阳气或膻中之气，但大气存亡与宗气盛衰密切相关。从功能而论，大气主要是包举周身，为人身脏腑经络气化活动提供保障；而宗气、营气、卫气则分司各职，运行于人体不同的部位。

①大气与宗气

胸中大气并非宗气，但二者密不可分。胸中大气要发挥其离照当空、消散浊阴的作用，必须以营卫和调、宗气通畅为前提。喻昌对《金匮要略》中"阴阳相得，其气乃行。大气一转，其气乃散。实则失气，虚则遗尿，名曰气分"进行注解。此处直接将原文中"大气"当做宗气，"阴阳"解释为营气、卫气，可见喻昌认为大气的存亡与宗气、营气、卫气皆密切相关。营卫调和，宗气运转方能通畅无阻，发挥推陈出新之作用，使胸中阳气朗照，祛除浊阴之邪。另外，喻昌认为膻中之气或宗气的诊断部位在左乳下，大气的候诊部位在右寸，二者有别。

②胸中之阳与肾中真阳

喻昌讲胸中大气时，常强调其阳气之属性，因此有时也称"胸中之阳"。然而"胸中之阳，与肾中之阳大不同也"（《医门法律·卷二·比类〈金匮〉胃寒四则》）。

胸中之阳，好比天上的太阳，其功用主要关系到饮食纳运、营卫气血化生。因为脾胃紧连于胸膈之下，受胸中阳气影响较大。胸中阳气虚者，阴血也必虚。治疗胸阳虚，只宜用冲和之剂，平调脏腑，安养荣卫。喻昌称"舍纯粹以精之药不可用也"（《医门法律·卷二·比类〈金匮〉胃寒四则》）。

肾中之阳，犹如"断鳌立极"。"断鳌立极"是华夏龙族古老神秘的神话传说，典故出自《淮南子·览冥训》："于是女娲炼五色石以补苍天，断鳌足以立四极。"喻昌以此比喻肾中阳气之重要地位，在人身阳气中处于最高准则，是生命存亡的关键所系，作用非常重大。因为肾内藏先天真阳之气，真阳耗损则阴邪必盛。治疗肾中真阳衰微之证，喻昌专作"阴病论"详加阐述，认为当以回阳为急，必须是用刚猛之剂以摧锋陷阵，行单刀直入之法以胜阴复阳。

总之，喻昌认为胸中之阳对饮食、营卫影响较大，胸中之阳虚则气血皆虚，治疗当气血平调；肾中真阳则对人身整体生命活动皆有影响，肾阳虚则阴寒必盛，治疗当用扶阳抑阴之法、刚猛之剂。

（3）胸中大气须慎养

喻昌对胸中大气很重视。若胸中大气损伤会导致胸痹、痰饮等病证，其病因主要有情绪暴躁、妄用行气破气药物等。喻昌告诫医生，治病不可损伤胸中大气，因其为"生死第一关"。这也正是喻昌临证非常喜欢用人参顾护正气的理论渊源。

喻昌认为胸中之阳对饮食、营卫影响较大，胸中之阳虚则气血皆虚，治疗当气血平调，不可用刚猛之剂。胸中大气的病变有虚、实两途。胸阳不振，水饮等阴邪窃据旷位，可用桂枝去芍药加麻黄、附子，或瓜蒌薤白白酒汤等方剂以通胸中阳气；胸阳不亏，仅是气机郁结，可用枳术汤等行气开郁之法损其有余，但不可过用伤正。

在诊断上，喻昌发明了"辨息法"，通过观察患者呼吸的快慢深浅以辨别宗气的盛衰以及病位的高低。若胸中正气损伤，会出现胸闷、痞塞、痹痛、短气等症状，其脉象也会在右寸显现出病脉征象。

鉴于胸中大气对维持人体生命运转的重要性，喻昌在《医门法律》"大气论"之下附戒律一条，告诫医生治疗疾病时不要损伤胸中正气。喻昌自己在治疗过程中也注意顾护大气，他认为：大黄、黄芩等药会"耗胸中氤氲之气"；枳壳、沉香等降气之品会损伤胸中至高之气；麝香、冰片等辛香之药也会扰乱损伤胸中大气。他喜欢使用人参等补气药物，也善于灵活运用补中益气汤等补气方剂作为疾病善后或攻邪疗法的前期调补。另外，养护胸中大气还必须注重精神情志调摄和道德修养。

2. 营卫论

《医门法律》的"营卫论"阐述了喻昌关于营卫二气生理、病理的基础理论，为他在《尚论篇》主张的风伤卫、寒伤营等理论提供了理论依据。喻昌论述营卫各自特点的同时，又强调了在营卫关系中卫气为重的观点，再次申明了他的"扶阳抑阴"宗旨。他认为，营、卫二者各自对应的临床病证存在深浅寒热之不同，若区分不清则为医生之过错。

（1）营卫清浊新解

《灵枢·营卫生会》曰：营在脉中，卫在脉外；其清者为营，浊者为卫。对于"清""浊"二字，历代医家认识不一。喻昌认为，清、浊表明了营卫发出部位的差异。营气出于中焦，卫气出于下焦。从阴阳属性而分，卫气属阳，本为清阳之气，因其根源于下焦之浊阴，所以说浊者为卫；营气属阴，本为浊阴之气，但其出于上焦之清阳，所以说清者为营。卫气行于脉外，其主要功能是温分肉、充皮肤、肥腠理而司开阖。营气行于经脉之内，沿十二经脉流注周身。

（2）营卫之昼夜分属

喻昌认为，白天为卫气所主，夜晚为营气所主。虽然营卫二气的运行周而复始，循环无端，但白天属阳为卫气健旺的时间，夜晚属阴为营气功能旺盛的时间。卫气昼行于阳二十五度，自外而入交于营。营气夜行于阴二十五度，自内而出交于卫。如此其往来贯注，并行不悖，没有休止，营中有卫，卫中有营，难分彼此。

（3）营卫盛衰发病之异

营卫和调则身体健康，二者若有偏胜则出现病变。卫气偏胜多表现为发热，腠理闭塞，呼吸喘粗俯仰，汗不出，齿干，心烦胸闷。营气偏胜多表现为畏寒，汗出，身体清冷，经常战栗，四肢厥冷。卫气偏衰虽然也畏寒，营气偏衰虽然也发热，但没有前面所述之程度严重。营卫运行不畅，则会出现饮食不进、形体感觉障碍、肌肤麻木不仁。营卫凝滞不行，则人之生命活动整体衰败，失神而死。因此，调和营卫是养生的根本。

（4）卫气为先的观点

喻昌认为，在营卫关系中，卫气更为重要。临床治疗疾病，当以调和营卫为首务，而卫气则为重中之重。阳为先导，阳主阴从的思想早在《内经》就有体现。喻昌进一步发挥，认为卫气也比营气更重要。他说："是卫气者，保护营气之金汤也。谓审察卫气，为百病母。是卫气者，出纳病邪之喉舌也"（《医门法律·卷一·营卫论》）。指出卫气充足，能够抵御外邪，保护营气不受损伤。

（5）营卫病变深浅有别

《灵枢·经脉》篇讲每条经脉的病变时，都谈到"是动"和"所生"两类临床表现各异的病证。从《难经》开始，便有人质疑为何同一条经脉之病证会有两种不同表现。喻昌解释说，这其实是营、卫二气所主病变不同之故。因营气运行于经脉之中，卫气循行经脉之外，邪气入侵的层次表浅仅仅是卫气受损，而表现为卫分之病证；等到邪气渐渐深重，血行壅滞不畅，而表现为营分之病证。所以，卫气病变在营气病变之先，"是动"病是指卫分之病，"所生"病是讲营分之病。这也是喻昌关于《伤寒论》中提出的"风伤卫、寒伤营、风寒两伤营卫"之理论渊源。

（6）奇经之病亦关营卫

喻昌认为奇经八脉的病变也与营卫有关。"奇经所主，虽不同正经之病，其关于营卫则一也"（《医门法律·卷一·营卫论》）。喻昌指出十二经有营卫二气，奇经八脉也有营卫二气；奇经八脉隶属于十二正经，运行于其中的营卫气血是相互贯通的。冲脉是纵行的部分，带脉是横行的部分，任脉行于身体前面，督脉行于身体后背，将全身的经脉联系成一个整体。而经脉中运行的物质，根据阴阳属性都可以分为阴阳两部分，也就是营卫二气。例如，阳维为病，出现寒热不调，这是邪入卫分的表现；阴维为病，出现心痛者，这是邪入营血的反映。

（7）调和营卫的养生方法

在养生方法上，养营气依靠饮食，养卫气更依赖于调节呼吸。然而饮食太过难免纵口伤生，吐纳呼吸而顺应自然更有利于健康。《素问·生气通天论》"暮而收拒，毋扰筋骨，毋见雾露"，也是从生活起居方面调和营卫的一种方法。若能顺应昼夜阴阳的变化，养成正常的作息习惯，有利于卫气开阖有序。若营卫充足调和，即使遇到外界气候环境暂时性的不良变化也不一定会生病。

3. 络脉论

喻昌重视脏腑经络学说的研究及运用。《医门法律》中用许多篇幅阐述和发挥《内经》《难经》的脏腑经络学说，这是该书在理论上的一大特色。同时他还将脏腑经络学说作为临证杂病辨证的一种指导思想。

（1）重视脏腑经络

鉴于当时有些医生不注重基本理论和脏腑经络学说，造成"不辨阴阳逆从，指标为本，指本为标；指似标者为标，似本者为本，迷乱经常，倒施针药"（《医门法律·卷一·申明＜内经＞法律》）"真邪不别，轻病重治，重病轻治，颠倒误人"（《医门法律·卷一·营卫论》）等种种严重后果，喻昌呼吁医学界要重视对脏腑经络学说的研究。喻昌提出的"治病不明脏腑经络，开口动手便错"成为中医界的一句名言警句，对后世影响较大。清代医家王清任也说："夫业医诊病，当先明脏腑""著书不明脏腑，岂不是痴人说梦；治病不明脏腑，何异于盲子夜行！"（《医林改错·上卷》）可见他对喻昌重视脏腑经络学说的观点深表赞同。

（2）络脉的种类

对于十二经脉的理论，历代医家的论述已经很详细。但喻昌认为络脉的理论尚缺乏系统的阐释，于是在《医门法律》中专作"络脉论"以进行发挥。络，即兜络之义。他将十二正经比喻为宫城，络脉比喻为宫城外围的城墙和通道。然而络脉有深浅大小之不同。十二正经生出十二络脉，十二络又分出一百八十系络，系络又生一百八十缠络，缠络派生三万四千孙络。其实"一百八十""三万四千"等数字仅是虚指而已。自体内向外，分为络脉、系络、缠络、孙络等不同层次，络脉越分越多，接近体表之络脉越来越细小。

（3）营卫与络脉的关系

喻昌发挥说，比较粗大的络脉分布于腧穴肌肉之间，其中运行的主要是营气。由于络脉比经脉分布表浅，所以大络周围是营气循行的外廓，由营气所主。到了皮毛等表浅层次，仅有小络分布，主要靠卫气来荣养，由卫气所主。可见，喻昌认为：大络为营气所主，小络为卫气所主。

如果外邪侵犯人体，自外而入内，首先伤及小络之卫气，不会直接入营分。这是因为体表有络脉缠绊，卫气抵御外邪的缘故。若邪气过盛，络脉中的邪气满溢，邪气自小络传入大络，自大络而传入经脉，营分才会受邪。反之，若是内伤诸病则营气先病，表现为气滞、血瘀、痰饮、积聚等种种情形，初发病时络脉还不会出现病变。病久入深，则络脉邪盛传入经脉，经脉邪盛传入络脉，病情缠绵难愈。

（4）奇经八脉为一大络

喻昌指出，《难经》提出的十五络脉包括十二大络、阴跷、阳跷、脾之大络，其中遗漏了《内经》所言胃之大络虚里。他于是对十五络的理论进行了发挥，认为十五络指十二大络、脾之大络、胃之大络和奇经之一大络。其中，他把奇经八脉看作是一个大的络脉系统，认为不仅仅是阴阳跷脉才属于络脉。这是喻昌自己的创新观点。他分析说，十二经脉的气血是营卫正常循环的部分，但络脉的气血不参与营卫正常循环。十二正经好比是江河之水，奇经八脉好比是调节经脉气血的沟渠。一旦十二经脉气血满溢流入奇经八脉之中，这部分气血就不再受十二经脉管束，多余的部分不能再随十二经脉循环灌溉周身。所以，将奇经八脉视为一大络脉，就是因为络脉的功能是储蓄十二经多余的气血。

（5）引经透络以泄络脉之邪

喻昌指出，邪气盛于络脉，当及时疏通络脉以泄邪气。古人发明的砭射之法，就是用砭石切开皮肤，通过放血而泄络脉之邪。喻昌时代的医生已经很少有人采用砭石放血疗法。但喻昌提醒大家，即使用药物也应当考虑疏通络脉的邪气，可以在方剂中配伍"引经透络"之药物，以提高疗效。

总之，喻昌对络脉理论进行了发挥和创新，提醒医生临床注意对络脉的观察，并选择适当的时机通过络脉放血以通经散邪。

4.阐发脾胃理论

喻昌对脾胃学说很重视，在临床中注意审查胃气存亡，治疗多用温健脾胃的药物。他还从理论上对脾胃的关系进行了发挥和阐释。

（1）脾胃之间燥湿相济

喻昌根据脾胃脏腑生理功能的特点，分析胃在人体的重要作用。他认为人体正气的充足与否，全赖于胃，胃中津液多寡关乎全身正气的盛衰；而脾胃相为表里，脾主为胃行其津液。生理状态下，脾胃功能相互配合，脏腑相济，协调平衡，所以胃不至于过湿，脾不至于过燥。

病理状态下，若脾气受损，不能及时将胃中受纳的水谷津液布散于全身各脏腑，就会出现水湿停聚于胃，即《内经》所言"味过于苦，脾气不濡，胃气乃厚"的情形。对于《内经》论"味过于苦，胃气乃厚"的理解，王冰注释认为厚为强厚，不作病态论，这种观点一直得到历代众多医家的认同。但喻昌认为：五味之过，皆可伤人，味过于苦，则脾气不濡，即脾不能为胃行其津液，故胃气积而至厚也。故喻昌认为此处"厚"字，当做病态讲，比喻胃中水液过盛而胀满之病态。他进一步阐发，指出胃中津液过盛，停聚而成痰饮，胃受湿膨胀，容纳食物之空隙缩减，而出现纳呆、脘痞之候，水谷精微的来源减少而正气消减，有余而反变成不足之证，虚实夹杂，难以施治。

对于痰饮停胃、虚实夹杂之脘腹胀满证的治疗，许多医家未弄清病机，而盲目尊从李东垣温补脾胃的治法，越补越胀。这正是因为不明白脾胃燥湿相济的道理。

"胃气一厚，容纳遂少，反以有余成其不足，更难施治，今人守东垣一家之学，遇胃病者咸用补法，其有愈补愈胀者，正坐此弊"（《医门法律·卷一》）。喻昌举"胃气乃厚"为例，从理论到临床将脾胃的生理、病理用脏腑经络学说的观点进行剖析，并且结合当时的临床实际，提出自己的见解，提示人们对胃病应从脏腑生理、病理方面作具体分析，不要一见胃病，便妄投温补之剂，这是很中肯的。喻昌重视脏腑经络学说，还体现在临证杂病的诊治方面。例如痰饮病，喻昌认为该病是："痰饮为患，十人居其七八"（《医门法律·卷五·痰饮门》）。他结合《内经》等书理论，从脏腑生理、病理的角度分析其成因，谓："胃为水谷之海，五脏六腑之大源。饮食于胃，游溢精气，上输于脾，脾气散精，上归于肺，通调水道，下输膀胱，水精四布，五经并行，以为常人。《金匮》即从水精不四布，五经不并行之处，以言其患。"接着他又以大自然江河湖泊之形象进行类比："天一生水，乃至充周流灌，无处不到，一有瘀蓄，即如江河回薄之处，秽萃丛积，水道日隘，横溢旁流，有所不免"（《医门法律·卷五·痰饮门》）。他根据这些理论，提出了因势利导、疏通积水的治疗方法，选用刘河间神芎导水丸等治疗痰饮的方剂，充实和发展了张仲景提出的"病痰饮者，当以温药和之"的痰饮治疗法则。

（2）脾胃为呼吸之枢纽

喻昌对脾胃的重视，除了申明二者对饮食水谷受纳运化功能关乎气血化源之外，还强调其在气机升降运动中的转输作用。

　　早在《内经》就很重视脾胃，如《素问·太阴阳明论》就专篇论述脾胃关系，提出了"阳道实，阴道虚"的著名论断。这一指导思想对后世医家影响很大，尤其是像喻昌这样崇古尊经思想浓厚的医家，不但继承了《内经》重视脾胃的思想，而且在临证运用中也将此作为规矩准绳。然而喻昌虽崇古尊经，但他却是一位很有悟性，善于思考的医家。他对经典理论的解释和运用，许多地方又常出人不意。比如他提出的"呼吸之中，脾胃主之"等观点就颇有创见。但这并未背离经典，而是从一定的视角对经典理论进行升华和发扬。

　　在《医门法律·卷一》的"辨息论"中，喻昌指出：呼吸是从鼻子出入的，但主持呼吸，参与生成上焦宗气的脏腑，以肺胃最为重要。在生理方面，呼吸动作的完成，需要全身多个脏腑的协调运作。他认为，呼气主要依靠心肺的推断作用，吸气主要依靠肝肾的吸纳作用，而中焦脾胃在呼吸环节中的作用同样很重要。他强调——脾胃所主的中焦才是"呼吸之总持"。

　　正常情况下，脾主升清，胃主降浊。关于胃所降之浊阴，多数人解释为饮食糟粕，但喻昌认为还应该包括胃肠道中产生的浊气。他提示，懂得养生之道的人，吐纳行气能够使胃中之浊气，由贲门传入幽门，再分别传到前后二阴而排出体外。这种浊气必须顺畅地自上而下排出体外，对人才无危害。在病理状况下，若浊气积于胃中而不能下行，必然会影响呼吸之气的正常升降，从而出现呼吸障碍、咳喘气逆等病症，甚至危及生命。临床中出现的喘息有声之病症，并非完全是肺的病变。足阳明胃经的气机壅滞逆上，同样也会令人气逆喘息。二者的鉴别在于：喘息有声，但生活起居不受影响，多是肺气上逆；喘息有声，而不得卧者，多为足阳明胃经之气机上逆。

　　因此，他指出肺和胃在气机输布过程中的作用都很重要。喻昌"辨息论"中说:"益见布息之气,关通肺胃。""辨息"之"息",应包括全身之气的正常升降出入,不仅仅是上焦呼气与下焦吸气的问题,还应重视中焦脾胃对全身气机的斡旋转输作用。

其理论详见于《医门法律·卷一·辨息论》:"息出于鼻,其气布于膻中。膻中宗气主上焦息道,恒与肺胃关通,或清而徐,或短而促,咸足以占宗气之盛衰。所以《经》云:乳之下,其动应衣,宗气泄也。人顾可奔迫无度,令宗气盛喘数急,有余反成不足耶?此指呼出为息之一端也。其谓起居如故而息有音,此肺之络脉逆也。不得卧而息有音者,是阳明之逆也。益见布息之气,关通肺胃,又指呼出为息之一端也。呼出心肺主之,吸入肾肝主之;呼吸之中,脾胃主之。故惟脾胃所主中焦,为呼吸之总持。设气积贲门不散,而阻其出入,则危急存亡非常之候。善养生者,俾贲门之气,传入幽门,幽门之气,传二阴之窍而出,乃不为害。其上焦下焦,各分呼出吸入,未可以息之一字,统言其病矣。"

5. 阴病论

在人身阴阳关系中,喻昌秉承《内经》宗旨,倡导阳为先导的学说,从理论到临床实践均验证了《素问·生气通天论》重视阳气的积极意义。喻昌在《医门法律》中专作"阴病论",阐明阳气的重要性及阳气受损所致阴病的诸多危害。其阴病证治扶阳思想在《医门法律》的"中寒门"等篇,《尚论篇》的少阴、太阴、厥阴、太阳经证治篇,及其医案《寓意草》中皆有体现。在这种重视阳气、扶阳抑阴的思想指导下,喻昌临证成功抢救了多例危重病证,如《寓意草》中"金道宾真阳上脱之症""徐国祯伤寒疑难急症""张仲仪痢疾夹少阴之邪""黄湛侯吐血暴症""胡太封翁疝症"等多则医案均有记载。喻昌"阴病论"中的扶阳理论对后世火神派也有一定影响。

(1) 阐明阳气之重要

重视阳气的思想由来已久,早在《素问·生气通天论》篇就阐明过人身阳气之重要性。人身诸病均是阴阳二气失调所致，而阴阳二气中则以阳为主导。"阳主阴从"的理论是《内经》的一贯宗旨。《医门法律》"阴病论"是喻昌重阳思想的集中体现。他借助自然界中阴阳消长现象来说明阳虚阴盛之病机转归，并以"暗室一灯"比喻人身阳气之微弱及重要，提示养生、防病、治病皆须顾护阳气。

《素问·阴阳应象大论》立"阳化气，阴成形"之理论。喻昌宗之而指出，人身血肉之躯，皆属阴；生命产生之初，父母两精相合之时，仅有一点真阳蕴藏其中。在脏腑成形之后，这一点真阳便寄藏于两肾之间。人出生后，全身元气的产生皆源自先天这一点真阳。人身阳气充足，则六淫之邪难以侵害人体。因此，这一点可贵的真阳又被称作"守邪之神"。喻昌又将其比喻为"暗室一灯"，突出此一线真阳之微弱和宝贵。阳气具有温煦周身，推动脏腑气化之功能。若养生得法，懂得借后天培补先天之道，则真阳用之不衰，人体自能耐受冰雪寒冷，精神健旺，健康长寿，尽享天年。若真阳受损，则病邪纷致，折短寿域。

喻昌所谓"阴病"，就是指少阴肾中真阳衰微，而受外内寒邪侵害的各种病证。他指出在阴阳平衡关系中，阳气病变对人体损伤更大。若阳气受损严重，寒邪直中脏腑而产生的各种病证，又称"中寒卒病"，最容易危及生命。喻昌说："卒中寒者，阳微阴盛，最危最急之候。"（《医门法律·卷二·论辨中寒证要法》）

喻昌还认为阴病的产生跟政治国运有一定关系，这也许与他本人经历的历史动乱有关。喻昌这种说法也有一定的道理，并非完全是唯心之论。阴病的本质其实在于阳气衰损。身处乱世之人往往四处奔波、心惊胆战、起居不宁。劳倦、情志不随、饮食失宜等各种不良因素均可成为阳气损伤之病因，这在《素问·生气通天论》早有明示。喻昌只不过领略其精神而稍作文学性的发挥。他说三皇五帝的时代，政治清明，老百姓安居乐业，国内一派阳和之象，由于没有扰乱人体阳气的因素，临床很少会看到阴寒致病的情形。后来由于各种政治变更和社会混乱，使国运由阳舒变为阴惨，人民屡受其害，阳气受损严重，因而阴寒邪气乘机致病，横死夭亡者暴增。于是，张仲景在实践中整理和总结出多部著作，以挽救阳气损伤的病证。其中，《伤寒论》是总结外感六经病证的，喻昌称作"传经阳病"；《卒病论》虽已经亡佚，但喻昌认为此书应该是总结"暴卒阴病"的证治规律。

可见，此处喻昌将寒邪致病的形式分阴、阳两种，其实是以外感、内伤为标准的。外感寒邪致病者称"传经阳病"，内体阳气受损而招引寒邪致病者称"暴卒阴病"。无论阴病、阳病，其发病前提都离不开阳气受损。因此，在临床治疗中，这两类病证都要重视保护阳气。但对于内伤为主的"阴病"而言，就不仅仅是要保护阳气而已，往往还需要回阳救急。所以喻昌提出："昌尚论仲景《伤寒论》，于凡阴病见端，当以回阳为急者，一一表之，吾门已知骎骎所先矣。"（《医门法律·卷二·阴病论》）

（2）提出阳气的分类

喻昌主张将人体阳气按照功能和运行部位进行分类，先分成"为本之阳"和"为用之阳"。"为用之阳"又分三类。人身阳气以肾阳为本，宜潜藏勿用。在上、在外、在中之阳为用，分司卫外御邪、运化水谷、温煦宣统之职。

①肾中真阳是生命之本

肾中真阳是人体生命之本，全身元气之根。肾中真阳本有水济、土堤，而蛰藏不露。若在外、在上、在中之三阳受损严重，或房劳过度皆会累及肾中真阳，使其不能安于本位，浮跃于上，而出现面赤戴阳、肌肤干燥、除中不食等危候。喻昌认为，少阴肾中真阳衰微则易外受寒邪，令全身阳气更加削弱，因而导致各类"阴病"。

肾中真阳必须安守本位，人体方能健康。"蛰藏不露"是肾中真阳的本色。肾中真阳的蛰藏，需要依靠肾水的既济和脾土的堤固。肾中真阳又被比喻为龙雷之火，肾水充足则真阳如龙潜伏深水之底。按照五行生克理论，土能制水，在生理状态下，就表现为脾气健旺有助于肾精的封藏；在病理状态下，就会出现脾病及肾，脾肾两虚而真阳受损。

喻昌讲肾中真阳"除施泄而外，屹然不动"，说明房劳过度会撼动肾中真阳，使其脱离本位，暗示养生要节欲保精。此承《素问·上古天真论》之养生观点而来。另外，喻昌指出"为用之三阳"受损严重也会令肾中真阳不固。此虽未言其病因，但也可推知起居、劳役、情志、饮食不节会损伤为用之三阳，久而撼动肾中真阳。这与《内经》"生病起于过用"的观点又相吻合，也与张介宾"五脏之伤，久病及肾"的观点相呼应。

②阳气的主要功用

阳气在体内运行不息，遍布全身。按照其功用，又分可为三类：在外、在上、在中之阳，分司卫外、运化、温煦等各职。在外之阳，即手足之阳，主固护肌腠，防御外邪；在上之阳，即胸中之阳，主温煦体内，消除阴邪；在中之阳，即脾阳，主运化水谷。为用之三阳丰足则人健康长寿，三阳衰微则阴邪渐生，出现畏寒、呕泻、痞胀、胸闷窒塞等病证。

喻昌关于阳气功能划分有精彩论述："肾中真阳，得水以济之，留恋不脱；得土以堤之，蛰藏不露；除施泄而外，屹然不动。而手足之阳，为之役使，流走周身，固护腠理而捍卫于外。而脾中之阳，法天之健，消化饮食，传布津液而营运于内。而胸中之阳，法日之驭，离照当空。消阴除霾①，而宣布于上。此三者丰亨，有像肾中真阳，安享太宁。故有八十而御女生子，余勇可贾者矣。即或施泄无度，阳痿不用，尚可迁延岁月。惟在

外、在上、在中之阳，衰微不振，阴气乃始有权。或肤冷不温，渐至肌硬不柔，卫外之阳不用矣。或饮食不化，渐至呕泄痞胀，脾中之阳不用矣。或当膻阻碍，渐至窒塞不开，胸中之阳不用矣。乃取水土所封之阳，出而任事，头面得阳而戴赤，肌肤得阳而熯[①]燥，脾胃得阳而除中，即不中寒，其能久乎？"（《医门法律·卷二·阴病论·论辨中寒证要法》）

（3）驳斥"贵阴贱阳"之弊

在阴阳关系的认识上，喻昌非常反对朱丹溪等人提出的"阳常有余"之说，认为这是导致临床许多危重病人被错误治疗而丧命的学术根源。

喻昌说，《内经》虽未论阴病，但阴病其实就是阳气为病，万变不离其宗。张仲景、韩祗和等医家皆承袭《内经》思想，主张用附子、干姜等温阳药治疗阳虚中寒病证。由于后世某些医家在传承过程中远离经旨而妄作发挥，才使《内经》重视阳气的思想一度被淹没。诸如朱丹溪、王节斋等人就有强调补阴的学术倾向，喻昌将其称作是"贵阴贱阳"之举。更由于朱丹溪在学术上有一定影响力，许多临床医生盲目师从其说，而有矫枉过正之弊。

为了重申阳气之可贵，喻昌又以《易经》中的例子进行类比。白昼阳盛群阴潜伏，入夜群阴作乱。民间的传闻认为，鬼怪魍魉都喜欢夜间活动，待到黎明阳气生发时就收敛行迹。喻昌借此比喻阴气过盛会带来许多疾病，阳气充足才能长保安康。其实也是暗指，过度尊崇朱丹溪等人强化补阴的做法，会带来健康隐患。同时也说明阳气在疾病康复过程中的重要性，以及治疗阴病当以回阳为急的观点。

---

① 熯（hàn）：干燥，干枯。如《周易·说卦》："燥万物者，莫熯乎火。"

6. 中风论

喻昌对中风的认识有独到之处，在《医门法律》中有"中风论"专篇。他认为中风多由内伤所致，与内、外风邪皆相关；但也有纯内伤者，称为"真中风"。阳气虚弱之人容易招感外风；素体阴虚阳亢之人易患真中风。

（1）中风认识的历代争议

中风一证自古争议颇多，主要是在中风病因病机的认识上存在分歧。《尚论篇》指出伤寒证太阳经之中风，为风寒湿邪内侵发病，虽病名相同而病机各异，此处不作论述。此处所论中风，乃中风猝证。中风猝证之病机，唐宋以前多以外风立论。唐宋以后，尤其是金元时期，对中风的病机认识有较大变化。如刘河间主火为论，认为是火召风入；李东垣主气为论，认为是正气虚，风虚乘虚而入；朱丹溪主痰为论，认为是湿痰生热，痰召风入；张景岳倡"非风"之说，提出"内伤积损"的观点。喻昌继承前人经验，认为中风与内风、外风皆有关系。

（2）喻昌关于中风的观点

①阳虚邪客是中风的关键

喻昌《医门法律·中风门》指出中风动关生死，其病机要点在于阳气虚而风邪内侵。他借《内经》《金匮要略》的观点发挥，从正虚邪入立论，认为《内经》所言"字字皆本阳虚为言"。中风是阳气虚外邪客犯空窍为本，同时兼夹身中素有内邪为患，其所夹内邪或火或气或痰。因此，阳虚邪客为本，而身内素夹之邪为标。

喻昌分析说，风为阳邪，善走空窍，若人身卫外之阳不固，阳邪乘机偷袭阳位，容易从其空隙侵入。阳气充足之人，身体必然轻矫便捷。若阳气虚馁，则不能充分灌溉全身，日久而成肌肉麻木、肢体偏枯等证。若阳虚风邪入侵，窃踞人体空隙窍道，渐渐积累，内侵脏腑，就会出现中风猝证。根据风邪侵犯层次的深浅不同，而分为中络、中经、中脏、中腑之不同。

至于中风的病因，喻昌认为涉及饮食、劳倦、房室、情志等多方面因素。《医门法律》"中风论"中据《灵枢》关于偏枯病因的论述，指出凡是七情郁遏、饮食伤脾、房室伤肾等病因，若能导致脏气内虚、营卫经脉闭阻不通，皆可成为中风的内因。

②阳热生风化痰发为"真中风"

《尚论后篇》"真中篇"中，喻昌将无外邪入侵而发病者称为"真中风"，并提出"内风"的概念。他认为真中风之风，乃人身自有之阳气内动，阳热化风，平素蕴蓄体内，兼夹饮食所生之痰涎，一旦发作，风痰阻滞经络而出现猝暴强直之证。所以，真中风以阳气内扰为本，风痰为标。

真中风的发生与房事不节、安逸少劳、过食膏粱厚味等因素相关。喻昌指出"真中风之病，乃人之数扰其阳所致。数扰其阳，惟房室一事为最"（《尚论后篇·真中篇》）。房劳过度，扰动身中阳气，虚阳越位化为内风，渐积身中空窍处，乘虚发病，使人卒倒。同时喻昌强调，房事不节、膏粱厚味及安逸少劳等因素相结合更易致病。所以，中风病多见于富贵之人，而贫贱者少。喻昌分析说，贫贱也有房室之劳，但因其劳苦奔走，身中之阳气时为蒸动，便从汗解，不至于出现阳热蓄积过多化风的情况。而富贵之人，身体安逸，内热蓄积生风，长此以往风热早已炽盛，又图乘凉饮冷，以致阳气郁遏不舒，加以浓酒厚味之热，被体内郁积之阳热炼为顽痰，阻塞经络窍穴，而发生猝然昏厥之"真中风"。

喻昌又言："古今成方虽多，辨症全不清切。盖观平人饮醇食燸，积至无算，全不见其热者，阳气有权，嘿为运出耳！阳气遏郁无权，势必转蒸饮食之物为痰，痰与风相结，迨发之时，其体盛之人，病反加重。盖体盛则阳多，阳多则风与痰俱多也。孰知其风为本，而痰为标耶！孰知其阳气为本，而风痰为标耶！"（《尚论后篇·卷二》）可见，他认为真中风的病机要点在于阳气郁滞化热、生痰动风；若阳气运行正常，即使饮酒食肉也能正常运化，不至于生痰动风。总之，阳气通畅则无真中风之患。

7. 三气交病论

以风、寒、暑、湿、燥、火六气归纳杂病是喻昌在《医门法律》中的一个创举。喻昌认为许多内伤杂病的产生不仅与饮食、情志、劳逸等内伤病因有关，也与自然界气候变化存在密切关联。六气的出现有一定的时间规律，因而许多疾病的发生也有相应的季节性。在分析疾病时，喻昌也注意到了疾病发生的时间节令特点。下面是喻昌在"热、湿、暑三气门"中的三气交病理论。

（1）三气合行于二分之间

在六气主时规律中，春主厥阴风木，秋主阳明燥金，冬主太阳寒水。每个季节都有相应的气候特点。但是在二分之间，气候特点比较复杂，并非简单为六气中的某一气主令。"二分"之间，即一年中春分以后、秋分以前的时间段。喻昌提出，二分之间为"少阳相火，少阴君火，太阴湿土，三气合行其事"（《医门法律·卷四》）。

热、湿、暑三气交动，时分时合，带来了春夏之际气候变化的复杂性。喻昌说："是故天本热也，而益以日之暑。日本烈也，而载以地之湿。"（《医门法律·卷四》）天地之间形成了热、湿、暑三气交蒸之象，天气闷热潮湿，无处可避。《内经》提出的"亢害承制"规律是自然现象中普遍存在的。如果湿气偏亢，风气来复，气候特点又表现为多风。风一吹动，热、湿、暑三气相分离，闷热湿蒸的天气就会得以缓解。这种气候特点到了夏季更为显著。

（2）三气交病之特点

春夏之际，热、湿、暑三气交结不解，天气无形之热，与地气有形之湿相合，湿热交蒸的天气令人难以适应，容易引发许多病症。喻昌说："故

病之繁而且苛者，莫如夏月为最。"（《医门法律·卷四》）

从病因来看，热、湿、暑三气有多种感邪途径，如当风冒湿、饮酒吃肉等内外伤因素皆可。从体质来看，精津素亏、热毒内蕴、湿邪久留之人，更容易感受热、湿、暑三邪。从发病部位来看，湿热之邪易伤及皮肤和肠胃。临床多表现为体倦神昏、肌肤起痱子、胸部长痤疮、头面生疖肿，严重者甚至出现痉病、消渴、痈疽、吐泻、疟痢、黄疸、肿满、痿厥等病症。至于发病形式不同的原因，又与湿热之邪的多寡、个人体质气血虚实的差异有关。从湿热致病特点看，湿邪容易阻滞阳气，热邪会伤耗阴津，容易造成筋脉失养而出现痉病。喻昌说："盖痉为热病之最恶者，而要皆为湿热之所酿"（《医门法律·卷四》），所以他将痉病作为"热、湿、暑三气门"的代表证候详加阐述。

若不懂得养生之道，因饮食厚味、纵欲伤精者，即使春夏之际不发病，也会延迟到秋冬发病。这反映出喻昌对于伏邪发病的认识。喻昌说："其不能淡泊滋味，屏逐声色者，且以湿热预伤金水二脏，为秋冬发病之根"（《医门法律·卷四》）。因肺、肾二脏的损伤，湿热之邪会乘虚而入，潜伏体内，伺机发病。

（3）三气交病的治法和禁忌

三气交病的病机要点其实就是湿热致病。对于湿热的治疗，喻昌提出当用微汗之法，但禁用下法及辛温之药。

三气交病的具体治疗，必须辨证论治，根据湿热之邪的偏盛偏衰，湿热发病部位的偏上偏下等因素，确立治疗的阴阳先后。他引《内经》运气主病的原文加以说明。《内经》中少阴君火、太阴湿土主病的治法有类似之处，说明湿、热二邪本就难分难舍。太阴司天，湿淫所胜，平以苦热，佐以酸辛，以苦燥之，以淡泄之。湿上甚而热，治以苦温，佐以甘辛，以汗为故而止。喻昌因而发挥说："可见湿淫而至于上甚，即为热淫。其人之汗，必为湿热所郁，而不能外泄，故不更治其湿，但令汗出如其故常。"(《医门法律·卷四》)他指出，湿邪郁而化热，形成湿热交结之势，治疗方法当令湿热随汗而解。

虽然湿热可随汗解，但不宜大汗伤津。因湿热之邪本易伤津，过用汗法或下法会重伤津液。所以，三气交病宜用微汗之法以透邪，禁用下法。其实下法也偶会用到，但仅在热势过盛，煎熬体内真阴时，可用大承气汤急下存阴。但这种情况临床很少见，不及十之一二。另外，在药性选择上，喻昌强调"湿热之邪中人，不可妄用辛温矣"(《医门法律·卷四》)，因辛温之药会助长热势而加剧病情。

喻昌关于三气交病有如下论述："六气：春主厥阴风木，秋主阳明燥金，冬主太阳寒水，各行其政。惟春分以后，秋分以前，少阳相火，少阴君火，太阴湿土，三气合行其事。是故天本热也，而益以日之暑；日本烈也，而载以地之湿。三气交动，时分时合。其分也，以风动于中，胜湿解蒸，不觉其苦。其合也，天之热气下，地之湿气上，人在气交之中，受其炎蒸，无隙可避。多有体倦神昏，肌肤痹起，胸膺痤出，头面疖生者矣。甚则消渴痈疽，吐泻疟痢，又无所不病矣。其不能淡泊滋味，屏逐声色者，且以湿热预伤金水二脏，为秋冬发病之根。故病之繁而且苛者，莫如夏月为最。夫天气无形之热，与地气有形之湿交合，而大生广生之机益彰。然杀机每伏于生机之内，所称移星易宿，龙蛇起陆者，即于夏月见之，人身亦然。"(《医门法律·卷四·热、湿、暑三气门》)

8. 风湿论

喻昌在《医门法律·卷四》撰"风湿论"，专篇阐述风邪、湿邪的特殊性，以及风湿相合的致病规律和治法要点。

（1）四季皆有风和湿

喻昌指出风气、湿气二者有一些相似之处。首先，风、湿二气无定体而随时变异。风、湿之气很少单独出现，而容易与其他六气相合。其次，风、湿二气四季皆常出现。《内经》讲湿土寄旺于四季之末，所以湿气随四时气候变迁，与其他六气相合而变化。湿在冬为寒湿，在春为风湿，在夏为热湿，在秋为燥湿。《内经》言风为百病之长，因其善行数变而无常。喻昌指出，风气也会随四时气候变迁，与其他六气相兼而出现不同特征。风在冬为蕴发之寒风，在春为调畅之温风，在夏为南熏之热风，在秋为凄其之凉风。可见，风、湿二气四季皆常出现，而且易与其他六气相兼，出现四季不同变化。

（2）风、湿致病特点各不同

风邪、湿邪致病途径不同。风邪伤人，先从头面或偏上的部位开始发病；湿邪伤人，先从下肢开始发病。无论是风邪、湿邪，首先都侵犯足太阳膀胱经。因太阳主表，风邪、湿邪致病都是由表而入里。但风邪先伤卫气，湿邪多流注关节。风为阳邪，其性亲上；湿为阴邪，其性亲下。风邪无形而居外，湿邪有形而居内。所以，风邪伤人，多出现躯体症状；湿邪伤人，多出现脏腑症状。

（3）风湿合邪的致病规律

风湿合邪的感邪途径有多种情形。湿邪来源于居处环境，或自然气候中的湿气过盛。也可由于生活起居调养不当所致，例如汗出当风，或久伤取冷。夏季当风取凉过久，容易闭阻汗孔，汗出不畅而为湿，兼外受之风，而形成风湿束表之势。风湿合邪，则弥散于全身上下内外。风湿相搏，而出现汗出恶风，短气发热，头痛，骨节烦疼，身重微肿等症候。风湿相合的主要临床表现为肌肉疼痛，这是由于邪气闭阻于足太阴脾和足阳明胃经。《内经》说太阴、阳明相为表里，外合肌肉。阳受风气，阴受湿气，所以风湿客于太阴、阳明，而出现一身之肌肉尽痛，是邪气在表的征象。

（4）风湿合邪的治法大要

风湿相合，邪气在表，治疗当以汗法为主。但治疗风湿的汗法与发散风寒的汗法不同。风湿发汗法，贵徐不贵急，只可缓缓取微汗。若大汗淋漓则风邪去而湿邪存，缓缓微汗则风湿俱去。代表方剂如麻黄加术汤、麻黄杏仁薏苡甘草汤、桂枝汤去芍药加白术等。

若风湿合邪，但患者素体阳虚，又不可用汗法治疗，而当用扶阳逐湿之法。阳虚者发汗，容易出现真阳外脱之危候。所以，风湿病证，若出现短气、自汗、微喘等症状时，当顾及患者胸中阳虚，不可轻易发汗，以防亡阳之变。治疗阳虚又兼风湿的病证，可用辛热之药扶阳逐湿。代表方剂如桂枝附子汤、白术附子汤、甘草附子汤等。

此外要注意，风湿相合之病证禁用下法。因为风湿本已伤及太阴阳明之脾胃，若误用下法，则胃气更虚，会导致风邪下陷，湿邪上涌，出现各种难以预测的临床变证，更加难于施治。

（5）风湿与湿痹之区别

风湿、湿痹同为湿邪致病，临床也都以疼痛为主要症状，但二者同中有异。风湿相合，病位在表，临床多表现为肌肉疼痛。湿痹，病位偏下，因湿邪流注关节，而临床以关节疼痛为主症，脉象多见沉细。沉细脉，说明湿邪痹阻身中之阳气，并非风湿相搏于体表之证。所以，治疗风湿在表之证用汗法为主，而治疗湿痹则以通阳利水为主。小便利，湿邪除，则阳气通行无碍，关节之痹痛自除。若小便利，而关节之痹痛不解，说明湿邪过盛，阳气闭阻于体内不得外泄，临床表现为头项有汗而身体无汗，喜近衣被或向火取暖。此时又当微微发汗，以通阳除湿。故风湿、湿痹病机不同，临床表现和治法也有差异，但也有相通之处。

9. 秋燥论

喻昌对于燥邪致病有独到见解。他在《医门法律》的"秋燥论"中阐发了燥邪病机，提出燥邪治法，并创立清燥救肺汤作为治燥代表方剂。喻昌将燥邪分为凉燥和温燥，但重点论述了温燥病机。燥为金气，《内经》五运六气学说认为"金位之下，火气承之"。于是，喻昌发挥说燥盛则从火而化为热。喻昌的秋燥论对于后世温病学派很有启发和影响。在喻昌影响下，清代医家叶天士提出："燥自上伤，均是肺气受病"，以及"秋气感伤，恰值夏月发泄之后，起初治肺为急，当以辛凉甘润之方"等观点。

（1）质疑《内经》燥邪发病理论

喻昌指出，历代医家对燥邪病机认识不清，甚至有错缪之处。自《内经》开始，病机十九条中就遗漏了燥邪病机，而有些地方又把燥邪与湿邪发病相混而论，有不妥之处。例如《素问·阴阳应象大论》曰："秋伤于湿，冬生咳嗽"；《素问·生气通天论》又曰："秋伤于湿，上逆而咳，发为痿厥"。喻昌认为，按照六气与四时相配的规律，秋季的主气应该是燥邪，而非湿邪；文中咳嗽、痿厥皆为燥邪所致，而非湿邪发病。他说："故春分以后之湿，秋分以后之燥，各司其政。今指秋月之燥为湿，是必指夏月之热为寒然后可"（《医门法律·卷四·秋燥论》）。

（2）燥分温凉以秋分为界

喻昌还指出，秋季的气候特点有一个变化的过程，燥邪发病并非单一模式，而是由凉转燥，由燥化温。所以，以秋分为界，新秋多为凉燥致病，深秋则多为温燥。因此，新秋的病证与深秋出现的疾病要区别对待。新秋之凉，是暑热向秋冬过渡的转折点。这个季节发生的疾病还带有暑湿和秋凉相兼的特点，与风疟、滞下等病证的发病机理相同。风疟是因暑邪未消，而当风取凉，或以水灌汗，以致汗孔闭塞，令暑湿之邪不能随汗泄出所致。若暑邪未消而内伤生冷，也会妨碍暑湿邪气从前后二阴的排出，而成滞下。新秋外感寒凉，内束身中未消之暑湿，也会出现寒热往来、腹泻等病证。

这些皆是凉燥致病之表现。

（3）燥金致病同于火热

喻昌认为，燥为秋令，虽属阴经，但其性质异于寒湿，而同于火热。深秋为燥金主病，其致病规律与新秋之凉燥不同，其发病多从热化。按照五运六气亢害承制的理论，金位之下，火气承之；《易经》也有"水流湿，火就燥，各从其类"之说。喻昌分析说："火热胜则金衰，火热胜则风炽，风能胜湿，热能耗液，转令阳实阴虚，故风火热之气，胜于水土而为燥也。"（《医门法律·卷四·秋燥论》）他还指出，内伤之燥与外感之燥不同。内伤之燥重在滋润，外感之燥还当清火。

（4）燥邪有内感外伤之不同

燥证有外感、内伤之不同。临床上，外感燥邪有季节性限制，比较少见；而内伤燥邪较常见。外感燥邪即上文所述，新秋凉燥和深秋的温燥。内伤之燥，多由五脏六腑之火热耗损津血精液而化燥，其病因较复杂：有因过食肥甘，食积生热而化燥；有因醉饮入房，耗伤肾中真阴而化燥；有因远行劳倦，又遇大热，过汗伤津而化燥；有因饥饱劳逸，损伤胃气，或过食辛热厚味，而助火化燥。虽然这些病因各自不同，但燥热伤津耗液的病机是相同的。

（5）燥邪致病先伤肺

关于燥邪的病变部位，历代医家认识不一。例如，李东垣等人多认为，燥邪多伤肝肾之精血。而喻昌则认为，燥邪最易伤肺。喻昌以秋季草木枯焦萎黄的现象作类比，指出燥邪致病先伤肺脏。春夏草木青郁，秋风一起，便从上首开始枯焦，可见燥气先伤上焦华盖。他进一步推论，《内经》病机十九条中"诸气膹郁，皆属于肺"和"诸痿喘呕，皆属于上"，是指燥邪伤肺之病机；并将《素问·生气通天论》的原文改为"秋伤于燥，上逆而咳，发为痿厥"。喻昌还认为，肺为娇脏，寒热皆可伤肺，但热邪更易伤肺。他说，肺被寒冷所伤者，占十之二三；为火热所伤者，占十之七八。因为燥邪同于火热，所以临床燥邪伤肺也很常见。

（6）肺燥源于脾胃心肾

喻昌认为，燥邪伤肺与其他脏腑也有关系。肺燥多由于心火传肺所致，然而心火亢盛又与肾水亏虚、肠胃津血不足有关。若肾水充足则能上济心火，肠胃津血有余也能协助肾水制约心火，心火不亢则难成肺燥。《内经》曰："心移热于肺，传为膈消，肺燥之由来者远矣。"又曰："二阳之病发心脾，有不得隐曲，男子少精，女子不月，其传为风消，其传为息贲，死不治。"喻昌认为，膈消、便秘、精少、闭经、风消、息贲都是燥邪致病。心火传肺，导致上焦干燥而成膈消，即口渴引饮；足阳明胃、手阳明大肠热结津枯，而出现不得隐曲，即大便秘结；大肠之燥热传肺，而为息贲，即咳喘气逆；胃之燥热传脾，而成风消，即肌肉消瘦；燥邪至极，则伤精耗邪，令男子精液衰少、女子血枯经闭。因此，喻昌说"是则胃肠合心脾以共成肺金之燥，三脏二腑，阴气消亡殆尽，尚可救疗者乎？"（《医门法律·卷四·秋燥论》）

（7）燥甚则伤肾中真阴

燥热伤人，全凭人体之精血津液与之抗衡。若人之情志不畅，内生火邪更容易耗损精血津液，而化为内伤之燥。喻昌指出："五脏五志之火，皆有真液以养之，故凝聚不动，而真液尤赖肾之阴精，胃之津液，交灌于不竭"（《医门法律·卷四·秋燥论》）。若肾胃之水不足，则五脏之真阴随之耗损，五志之火，翕然内动，而成下上中三消之病。喻昌认为消渴是燥证之典型病证。其中最严重的下消，也称为肾消，是燥热过度伤及肾中真阴。上文，男子精液衰少、女子血枯经闭，也是燥热过甚损伤肾中真阴所致。

总之，喻昌对燥邪致病的认识非常深入。他从病因、病机、临床表现、脏腑病位等各方面的内容进行了详细阐述，补充了中医学术界对燥邪认识的不足。其学说多有创新和发挥，又切合临床实践。

（四）医案撰写特色

1. 重视辨证思路展示

《寓意草》是喻昌的第一部医学著作，也是中国医学史中较著名的一部个人自订医案。喻昌将此书命名为《寓意草》是在强调医生临床辨证思维的重要性。其中"意"就是指医者的思辨能力。"寓"有寄托之意。该书通过医案记述来阐发和印证喻昌本人的学说和理论，将喻昌自己临证的思辨过程记录于医案当中，以供学医者参考。"草"则是喻昌对自己医案的一种谦称，将医案的撰写形式比喻为"草稿"，其实也反映了该书不拘一格、远离俗套的表达方式和医案撰写特点。

《寓意草》开篇就提出"先议病后用药"的诊病程序和"议病式"作为医案分析撰写的标准模式。但《寓意草》中众多医案却没有严格按照"议病式"倡导的格式来撰写，这似乎有点前后不相称之嫌。

（1）议病模式提出的缘由

细读《寓意草》的序文，并结合全书的主旨来看，"议病"模式的提出主要在于启示后人分析病机对于诊治疾病的重要性。喻昌这种重视病机的思想根源无疑是承续《内经》病机十九条的精神而来。《寓意草》的撰写是以医案的形式来演绎和展示中医经典理论对疾病诊疗实践的指导意义和现实价值；在分析具体病例的过程中，通过喻昌的议论和阐述，又进一步对《内经》《难经》等中医经典著作中的理论进行阐释和发挥，形成喻昌本人特色鲜明的学术思想。从这个角度来说，《寓意草》的撰写无论从形式和内容上，在其成书时代都具有创新性和独特性，但并不离经叛道，反而更加彰显了中医经典理论的魅力。

喻昌认为从古至今，虽然历代名医治疗疾病的方药不同，但他们在诊疗过程中所遵循的规矩准绳是一致的，那就是辨证论治、审察病机的原则，也就是喻昌所谓的"先议病后用药"。

（2）设议病式以纠正陋习

病机是病证形成的关键。只有辨明病机，而后根据病机立法处方，取舍药味，方能丝丝入扣，取得很好的临床疗效。然而喻昌同时代的许多医生，在临证治疗中往往重药而轻病，不重视对病机的审察，而仅仅喜欢追寻所谓的经验效方。当时学医的人们，喜好积累方药知识，而不重视对中医理论的学习。例如：金元四大家朱丹溪的传世著作《脉因症治》，以脉象、病因、病机、临床表现和治法等医学理论为主要内容，这本书并未受到当时人们的重视；而《丹溪心法》一书，群方错杂，却成为医生们乐于习读的宝典。许多医生对于本草诸书所记载的药性功效不深加研究，却将缪希雍所著《神农本草经疏》等书中关于药物不良反应的论述时时牢记在心，为了避免临床治疗中的易患纠纷，而不敢开偏性较大、性烈功宏的药物。即使富贵人家请医生治病，也喜欢以医生开处方的速度来评价其诊疗水平高低，认为能够快速开出处方是医技娴熟的表现；却从来不懂得让医生分析一下疾病的来龙去脉、病机所在。从喻昌的描述中，当时医者对经典理论的轻视、医生们对时方的追崇、老百姓对中医诊疗理念的无知等现象略见一斑。

殊不知中医治病，不是仅仅靠几个汤头，凭一点经验那么简单。历代成名大家，之所以将《内经》《难经》《针灸甲乙经》等没有具体方药的医籍奉为灵宝，是因为离开了中医理论的指导，中医的临床实践就无从谈起。中医理、法、方、药的诊疗体系，是以中医理论为前提的，其中辨病机就是将理论落实到具体临床问题的一个关键节点。因此，喻昌专门撰写"先议病后用药"的文章，来强调分析病机，学习经典理论的重要性。

2. 强调医案撰写规范

为了提高医生的诊疗水平，培养大家临证审察病机的能力，喻昌率先在自己门徒的教学中倡导撰写病案的标准格式，因而专篇论述了"与门人定议病式"。"议病式"提出了临床医案记录的一种体例，其内容比较丰富。喻昌也知道中医医案撰写应该体现医家个人的独特思维，所以并未硬性规定每一项内容都必须记录在案，而是以建议的方式提出了一个示范体例。

"议病式"的内容包括：①病历基本资料。如就诊的时间、地点、患者年龄等。②患者禀赋体质特征。如身高、胖瘦、面色黑白、肌肤枯润、声音清浊长短、情志心理特征等。③病史回顾。如发病时间、用药经过、昼夜病势轻重变化等。④就诊时的临床表现。如寒热轻重、饮食喜恶、二便滑涩、脉象特征等。⑤辨证结果。如判断内伤外感、病变部位、标本先后等。⑥确立治法。如运用汗、吐、下、和、寒、温、补、泻等治法。⑦选择方药。包括考虑运用七方十剂、四气五味、汤头加减等内容。⑧疗效观察记录。如取效与否、何时起效等内容。可以看出，喻昌提出的"议病式"在当时是比较详备的。这对于指导初学者整理病案，培养严谨的诊疗作风，锻炼中医理论思维和逻辑推理能力，都不失是一种好办法。

喻昌"议病式"不是简单的病历记录，不是记流水账，而重点在于训练医者的辨证思路。其中喻昌特别强调，病案分析要体现出中医经典理论对临床的指导。如在发病时间上，首先要注意分析五运六气对疾病的影响，即"治病先明运气也"，体现出《内经》"因时制宜"的思想。其次，环境因素也必须考虑，如辨患者居处之地的高卑燥湿，体现了"因地制宜"的思想。辨患者年龄、形体、声音、气色、脉象、情志等内容，体现了"因人制宜""四诊合参""形神相依"等原则。辨寒热、气血、饮食、二便、经脉部位等内容，则必须综合运用多种相应的辨证方法才能准确把握病机要点。另外，在选方用药上，喻昌特别提到了七方、十剂等《内经》原创的理论；他还指出在医案中注明方名加减是对前人的敬仰，"引汤名为加减者，循古不自用也"。这些都可以看出，喻昌对中医经典理论活学活用的能力，以及他对中医经典著作的尊崇态度。虽然说崇古尊经思想是古代大多数文人都具有的特征，但是喻昌崇古但不泥古，尊经却是体现在他对中医经典理论的正确领悟和灵活运用上。这才是他难能可贵之处。

同时，"议病式"的提出正是喻昌将中医经典理论推广于教学和临床中的一种思路和方式。

3. 提倡合理运用毒药

喻昌指出当时许多医生不敢用偏性较大的药物，认为"毒药"会给自己惹来医疗纠纷。然而，喻昌指出《周礼》就已经明确：医生的职责是聚"毒药"以供医事。药物的偏性即是药物的毒性，中药治病就是靠药性之偏来纠正人体气血阴阳之偏。如果药物没有了毒性，也就失去了治疗作用。正所谓"药不瞑眩，厥疾不瘳"，刚猛之剂运用得当，能斩关夺隘，迅速扭转病势。医生不敢用刚猛之药，是由于他们未掌握正确使用烈性药物的方法。

喻昌针对刚猛悍烈药物使用，指出"有是病即有是药，病千变药亦千变"。对于某个具体的病证而言，也许附子、大黄等猛药正是良药，而人参、白术等补药反成了劫药。所以，药物的良毒善恶是由病情所决定的。如果不懂得审察病机，而仅仅根据书本上记载的药物功效来选方择药，不但难以获得满意疗效，甚至会贻害不浅。

喻昌最后强调"先议病后用药"，就是在掌握病机的基础上来选方用药。如果明白病机要点，治病的药物就能信手拈来。千百种药中，顺便找出几种契合病机的药物都可以治好疾病，都是良药，用之如通神；如果不懂得病机所在，药物越多越迷惑，不知哪种可治病，胡乱选用则会伤及患者性命。

因此，驾驭药性的关键就是在熟知药性的基础上，还要掌握分析病机的理论和方法，在审察病机的前提下正确选方用药。而这些技巧和方法的源头活水，都来自中医经典著作。

喻昌

临证经验

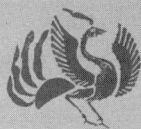

　　喻昌的诊疗经验集中反映于他的《医学三书》中。下文将从诊法、病证等方面进行介绍，并将《寓意草》中的临床医案选录于后作为示例。

一、诊法要领 🕊

　　喻昌在疾病的诊断上有许多独到的见解，他撰写了望色论、闻声论、辨息论、切脉论等文章，阐述自己的诊法思想。

（一）望色之法

　　喻昌在《医门法律·卷一》中对诊法和治法进行了归纳总结。其中"望色论"是喻昌对望诊的理论阐述，综合了《黄帝内经》《伤寒论》中的望诊理论，并结合喻昌个人的心得体会，对望诊的要点进行发挥。他提示说："凡诊病不知察色之要，如舟子不识风汛，动罹复溺，鲁莽粗疏，医之过也。"（《医门法律·卷一·律一条》）

1."望色"和"察神"是望诊的要点

　　喻昌认为望诊包括整体望诊和局部望诊。对整体而言，望色和察神是其中的关键，两者的关系也很密切。色指人皮肤的颜色和光泽；神指人的整体生命活动和谐有序的程度以及精神状态。他对"色"与"神"的关系进行了辨析，指出"色者神之旗也，神旺则色旺，神衰则色衰，神藏则色藏，神露则色露"（《医门法律·卷一·望色论》）。可见，色是神的外在表现，神是色的内应基础。

　　望色是察神的基础。望色的主要部位在面部，喻昌说"面目为望色之要"（《医门法律·卷一·望色论》）。他通过比喻和举例来说明，不同的人物角色，由于养生保健方法不同，面部皮肤外显之色泽存在差异。对于无病的正常人而言，帝王之色，龙文凤彩；神仙之色，岳翠山光；富贵人之色，珠明玉润；长寿人之色，柏古松苍；贫苦人之色，重浊晦滞，枯索垩鼇。对于患病之人，面目之色也可作为判断预后吉凶的参考。《内经》中讲，面黄目青、面黄目赤、面黄目白、面黄目黑者，皆不死；面青目赤、面赤目白、面青目黑、面黑目白、面赤目青，皆死。在五色望诊中，患者面目之色有黄色则生，无黄色则死。这主要是强调黄色为中土之色，主胃气的存亡，因此面现黄色对于疾病的康复很重要。此外，喻昌还依据《内经》，介绍了五脏之色在面部望诊中的分布，以及五色善恶顺逆的辨别规律。

神是色的内应基础，察神是望色的最高境界。喻昌说"察色之妙，全在察神。血以养气，气以养神，病则交病。"（《医门法律·卷一·望色论》）他指出，人的精神状态与面部色泽是密切相关的，因为面色和精神活动都需要气血的充养，二者相互影响。例如，失眠的人，精神状态显不足之象；受到家人丧亡等精神刺激，表情显露呆象。这些都是气血不足，神失所养的表现。

2. 五脏色诊之规律

喻昌根据《内经》，指出五脏善恶之色在面部各有分布。《素问·刺热篇》云："肝热病者，左颊先赤；心热病者，额先赤；脾热病者，鼻先赤；肺热病者，右颊先赤；肾热病者，颐先赤。病虽未发，见赤色者刺之，名曰治未病。"喻昌补充说明，《刺热篇》所讲五脏之色在面部的分布规律，不仅仅只适用于热病，别的疾病也可以此类推。

五脏之色显露于面部也有一定规律。《内经》言，心之色，如以缟裹朱；肺之色，如以缟裹红；肝之色，如以缟裹绀；脾之色，如以缟裹黄；肾之色，如以缟裹紫。缟，是素白之色，加于朱、红、绀、黄、紫之上，意思是颜色含蓄不暴露，面色由肌内而透于外，若隐若现。

喻昌还指出，五脏久病，必有相应的面色及外部体征显现。正如《内经》言："肺热者，色白而毛败；心热者，色赤而络脉溢；肝热者，色苍而爪枯；脾热者，色黄而肉蠕动；肾热者，色黑而齿槁。"

3. 面部望诊重在"目"与"鼻"

面部望诊除了从整体上把握神情和面色之外，还须对局部细加辨别。在局部望诊中，喻昌认为"目下之精明"和"鼻间之明堂"是望诊的重要部位。

眼目望诊包括观察眼睛和眼周的色泽变化。《内经》讲精明五色是五脏精华上显而成。五色变化于精明之间，临床当分辨其色之善恶。喻昌言："五脏有精华则色善，无精华则色恶"（《医门法律·卷一·望色论》）。正如《素问·脉要精微论》所言：青如翠羽，赤如鸡冠，黄如蟹腹，白如豕膏，黑如乌羽，皆为善色；青如草兹，赤如衃血，黄如枳实，黑如炲，白如枯骨，皆为恶色。另外，目正圆者，病难治。小儿出痘之前，两目先出现水晶闪光，是壮火内动的表现，当用大剂壮水药以制阳光，可令毒火缓缓自体内溃散，不至于转为危证。

鼻在五脏面色分布中属脾土所主。喻昌指出，木金水火四脏之病气必归并于中土，因此鼻间明堂可以集中反映五脏的病情。他根据古代经典记载，归纳了察鼻之法：①鼻头色青，腹中苦冷痛者死。此因厥阴肝木之青色，夹肾水之寒威，上显于鼻，下犯于腹，是亡阳卒死之暴病。②鼻头色微黑者，有水气。黑为肾水之色，属阴，微黑且无腹痛，仅主水气，而非暴病。③鼻头色黄者，胸上有寒。喻昌指出，此处"寒"字应理解为"痰"，说明胸中有积痰。④鼻头色白者亡血。白为肺之色，肺主上焦以行营卫，营不充则鼻色白，故知有亡血之证。⑤鼻头微赤非时者死。喻昌解释说，火之色归于土，本不当主死，然非其时而有其气，则火非生土之火，乃克金之火，又主脏躁而为死证。

4. 分辨络脉之色

有一部分人的面色长久显现异常，但身体却未出现病情。一般的医生遇到这种情况都很疑惑。喻昌解释说，其实这是络脉之色，不用太过担心。络脉之表浅者，称为阳络；络脉之深藏者，称为阴络。阴络之色，随经脉之色而不变；面色之变动无常者，皆为阳络之色。因为阳络，位置表浅，易受外界因素影响而出现色泽变化。正如《内经》言，寒多则凝泣，凝泣则青黑；热多则淖泽，淖泽则黄赤。这种随天气变化而改变的面色，是正常现象，不可视为病色。

（二）闻声之法

喻昌有"闻声论"一篇，阐述闻诊之规律。通过分辨五声、五音以辨五脏病位及虚实善恶，神气之存亡，以及断定三焦病位等。

1. 闻诊适用于久病之人

喻昌认为，闻诊多适合用于诊察久病之人。他说新病之人，声音不变；小病之人，声音也不变；只有久病、重病之人，声音才会改变。若出现声音改变，其病机已经比较显著，易于辨析。只是闻诊需要一定的训练和悟性，与医生的听力和用心程度有关。例如，盲人的听力就比常人要好，这是由于他们在听声音时全神贯注的缘故。医生如果平时就对闻诊技巧加以训练，精心体验，长时间积累，自能练就神耳。闻诊的训练也有规律可循，必须参考《内经》和《金匮要略》的理论，再结合临床实践，这样才容易进步。

2. 五音五声内应五脏之病

喻昌总结了《内经》关于五音、五声诊病的理论，指出听声音之变化在于推求五脏病位，以及疾病的表里虚实。五脏与声音主病规律如下：肝木在音为角，在声为呼，在变动为握；心火在音为徵，在声为笑，在变动为忧；脾土在音为宫，在声为歌，在变动为哕；肺金在音为商，在声为哭，在变动为咳；肾水在音为羽，在声为呻，在变动为栗。所谓"变动"就是异常的临床表现。通过声音的改变可以辨析疾病之脏腑病位，以及病情的善恶顺逆。

3. 闻诊可辨神气之存亡

喻昌指出，通过闻诊还可以辨析"气"和"神"的变化存亡。他说："然人之所以主持一身者，尤在于气与神焉。"（《医门法律·卷一·闻声论》）声音也是人体之气与神的外在显现。正如《素问·脉要精微论》所记载："中盛脏满，气胜伤恐，声如从室中言，是中气之湿也；言而微，终日乃复言，此夺气也；言语善恶，不避亲疏者，此神明之乱也。可见，气虚之人语声低微，湿邪阻滞中气则声音重浊，神志失常的人言语错乱。"由此可知，声音与中气之盛衰、神志之状态密切相关。

4. 闻诊可定三焦病位

喻昌对《金匮要略》的闻诊理论进行了发挥，认为通过闻诊可定疾病的三焦病位。他指出患者发出的声音与内在病情是相吻合的，声音的雄雌长短，与声音发出的部位有关。《金匮要略》言："其人语声寂寂然，喜惊呼者，骨节间病；语声喑喑然不彻者，心膈间病；语声啾啾然，细而长者，头中病。"喻昌对此段理论进行了精辟分析：①若语声寂寂然，就是不想说话，是病在三阴的表现，但此处讲骨节间病，说明是足厥阴肝经之病变。肝在声为呼，所以患者平素默默不语，但时而出现惊呼。由此可知，此属下焦筋骨之病。②患者语声喑喑然，发声不清彻，声音不清扬。这是由于胸中大气不转，气之升降出入障碍，属于中焦胸膈间病。③患者语声啾啾然，声音尖细而长，是由于声音发出的部位较远，自下焦阴分而来。足太阳膀胱经与足少阴肾经相为表里，所以肾中之病邪可在下焦而上达于巅顶。肾在声为呻，所以肾有病之人，其呻吟之声发自足少阴肾经上达于足太阳膀胱经而入头中，所以说此属上焦头中之病。

喻昌说，以上内容仅是举例说明闻诊察病的技巧，医生在临床的实际运用中，可以举一反三，推而广之。

（三）辨呼吸之法

辨呼吸之法虽自古已有，但中医四诊中并未将其放到一个重要的地位上，而喻昌则强调诊察呼吸对临床辨证具有重要意义，认为诊病不辨呼出吸入、不明白呼吸所对应的脏腑病机，这是医生的过失。

1. 辨呼吸可占察宗气盛衰

喻昌认为胸中大气很重要，视其为"生死第一关"。在诊断上，喻昌发明了"辨息法"，通过观察患者呼吸的快慢深浅以辨别宗气的盛衰以及病位的高低。他指出，呼吸出于鼻，实则由膻中宗气所主。宗气上走息道而司呼吸，其来源主要是吸入之清气和中焦水谷精气。可见，宗气的生成与肺胃二脏腑密切相关。因此，喻昌进一步提出"膻中宗气，主上焦息道，恒与肺胃关通"等理论，阐明肺胃对于膻中宗气生成和输布的重要意义。

2. 中焦脾胃为呼吸之总持

呼吸运动是由多个脏腑共同协调参与的，但各脏腑在其中的作用不同。传统的中医理论认为，呼气由上焦心肺所主，吸气由下焦肝肾所主。喻昌则提出"呼吸之中，脾胃主之"，阐明中焦脾胃在呼吸过程中的中枢作用。中焦脾胃一方面要参与宗气的生成，而宗气盛衰又会影响呼吸功能的强弱；另一方面，脾胃居中焦，脾主升清，胃主降浊，影响全身气机的升降，对呼吸顺畅与否起重要作用，故称为"呼吸之总持"。喻昌认为，懂得养生之道的人善于调控呼吸的升降，令呼吸运动由上焦而带动中焦，由中焦而传到下焦。这样有利于促进体内脏腑蠕动，可令体内代谢产生的多余气体从前后二阴排出体外，不至于危害健康。

3. 察呼气之病

喻昌认为，临床辨呼吸当从"呼出"与"吸入"分别观察。呼气由上焦所主，吸气由下焦所主。故呼气出现异常多为上焦心肺有病，属阳；吸气异常多为下焦肝肾有病，属阴。例如，呼气困难，肩随息动，气逆而咳，或张口短气，肺痿唾沫，或喘息有音，均为心肺阳热偏盛，金受火刑，失其清肃之令的表现。

4. 察吸气之病

对于吸气异常的辨析，是喻昌个人的创新，与其"胸中大气"理论相互映衬。他认为，真阴虚者，阳火升浮难入肝肾，故呼吸短促，病在上焦心肺；元阳衰者，阴邪困阻呼吸之道，吸气困难，故呼吸迟缓，病在下焦肝肾；吸气频率微数为中焦有实邪阻滞，用攻下之法泻去实浊则病愈。若中焦实邪阻滞而正气虚者难治。若呼吸上下艰难，身体随呼吸振振动摇，说明营卫之气运行无力，生命危在旦夕。

总之，喻昌对呼吸与脏腑相关的传统理论进行发挥，指出通过辨呼吸可以诊察宗气的盛衰，可以辨别病变起于上焦心肺、中焦脾胃或下焦肝肾，对于指导临床诊治具有一定意义。

（四）注重问诊

喻昌在《医门法律》中专作"问病论"一篇，强调问诊的重要性。望闻问切本为中医四种常用的诊察手段，医生理应遵循。然而有的医生故弄玄虚，迷惑患者，或是由于不负责任，问病不详，令诊察不全面，以致耽误病情。所以，喻昌指出临证必须详细问诊，全面审查患病情形，这是医德的一种体现。

1. 熟悉患者基本情况

疾病的起因是复杂多样的，审查病因对诊治疾病很重要，如果不进行问诊，很容易忽略许多重要信息。喻昌说，医乃仁术，医生怀着仁德之心，正心诚意地进行问诊，患者不会感觉厌烦。通过问诊，医生可以了解到患者的家庭情况、社会背景、形志苦乐、饮食起居、厌恶喜好、性情禀赋等内容。这些信息有利于医生制定正确的诊疗方案，喻昌称之为"相体裁方"。

2. 掌握患者病情变化

问诊不是漫无目的的闲聊，在问诊的内容中重点要把握患者病情的变化。有些病证如果不了解患者平素的身体情况，草率用药则会加重病情。例如，有的患者初病口大渴，久病却口中和；或平素大便秘结，起病时却大便通利；或素有痼疾，又添新病。一般来说，对于患者的阴阳寒热，起居动静一定要细加询问。

总之，问诊作为诊察手段之一，是不可忽略的。许多疑难病证的诊断，通过问诊有时可以寻找到真正的病情线索，是立法处方的必要依据。

（五）切脉之法

喻昌关于切脉的基本理论主要记载于《医门法律》的"切脉论"和"合色脉论"之中。另外，在后续各篇中又结合具体病证对临床多种复杂脉象相进行阐述和分析。其强调，学习脉诊是一项长久的功夫，不可能一蹴而就。学习者必须先养成安神定志、悉心体会的习惯，还要对指下脉象对应的脏腑病位了然于心，长此以往自能豁然贯通。

1. 分部解析脉象

喻昌指出，脉诊学习的难度之一就是许多医家对脉象所对应的脏腑病位认识不清。关于各部脉象与脏腑的对应关系，历来存在争议。喻昌主张回归《内经》，重新思考各部脉象所应脏腑。《素问·脉要精微论》言："尺内两傍，则季胁也，尺外以候肾，尺里以候腹；中附上，左外以候肝，内以候膈，右外以候胃，内以候脾；上附上，右外以候肺，内以候胸中，左外以候心，内以候膻中。"《内经》此段本是指尺肤触诊法，但喻昌认为这对脉象分部也有一定启发。

喻昌在《内经》的基础上进行发挥，指出：寸脉当主上焦之病，关脉主中焦之病，尺脉主下焦之病。具体来说，左尺可以诊察肾水之盛衰，左关对应肝胆属木，左寸对应心属君火；右尺对应右肾及三焦属相火，右关对应脾胃属土，右寸对应肺金。从五行相生的角度来看，从左尺之水生左关之木，木生左寸之君火，君火生右尺相火，相火生右关脾土，土生右寸肺金。其中，尺脉对应的脏腑比较多，一部尺脉分为了水火两种属性，兼属一脏和四腑。三焦属火，与右肾同应于右尺；膀胱属水，与左肾同应于左尺。另外，胸中属阳，腹中属阴，大肠、小肠、膀胱、三焦所传渣滓水液浊气皆属阴，所以这四腑之脉也应于尺部。

2. 色脉合参之法

喻昌承《内经》之旨，在"合色脉论"中强调了多种诊法合参的临床意义。脉象是指下感知到的，面色是眼睛看到的，实际运用中必须用心体会，分析其中的真假顺逆。具体的方法就是根据望诊、闻诊、切诊、问诊收集到的信息，结合四时变化及五行生克规律来推断疾病的善恶顺逆。他举例说，正常人春天面色当见青色，脉象应为微弦之象。若春天面色却见赤色，脉象为毛脉，这样的人到秋季病情会加重。春天即使面色不白，脉象不为毛脉，而表现为赤、黄、黑之面色，出现钩、代、石之脉象，皆为病态，只不过有轻重之分而已。喻昌告诫大家说，治病过程中，若不能四诊合参，顾此失彼，得偏遗全，临证模糊，这是医生的罪过。

二、病证辨治

喻昌在阐述临床各种常见疾病的过程中，博采历代医家之长，收集了许多效验方药，对于指导临床实践很有参考价值。喻昌本人的临床经验也十分丰富，下文精选了部分病证进行介绍。

（一）六气病证

1. 阴寒病证

在《医门法律》的"阴病论"中，喻昌阐明阳气的重要性和阳气受损所致阴病诸多危害。其阴病证治扶阳思想在《医门法律》的"中寒门"等篇，《尚论篇》的少阴、太阴、厥阴、太阳经证治篇，以及其医案《寓意草》中皆有体现。

（1）阳虚阴盛病证举隅

喻昌认为阳气受损是许多疾病的内在原因。阳气损伤容易出现水肿、胃寒、胸腹寒痛、虚寒下利等内伤病证；外感病中，阳虚者也容易发展成危重证候。他将少阴肾中真阳衰微，而复受外、内寒邪损伤的各种病证统称为"阴病"。因此，"阴病"涉及的病证范围很广，现举例如下。

①中寒卒病

喻昌所说的"中寒"，是因阳气衰微，浊阴偏盛，阴盛生内寒，内寒则阳气愈受损，卫外之阳气不固，外寒得以长驱直入，寒邪直中少阴肾藏之证。阳虚内寒的病人，容易招感外寒，是因"同气相求"之故，寒邪可从饮食、呼吸各种途径入侵人体，无孔不入。他认为中寒是阳虚阴盛证中"最危最急之候"。临床可表现为身冷、口唇青紫、突然昏厥、脉脱，甚至猝死。

②伤寒六经变证

喻昌指出伤寒六经证中太阳、太阴、少阴、厥阴经皆会出现阳虚阴盛的证候，而阳明、少阳经则无。太阳经易出现阳虚阴盛证候，是因为太阳膀胱经与少阴肾经相表里，脏病会累及相表里之腑，即所谓"脏病出腑"。因而太阳经证误治后容易出现脉微恶寒、漏汗恶风、心悸头眩、肉瞤筋惕、躁扰、四肢拘急难屈伸、小便难等阳气受损的病证，此时应当立即用附子剂温阳救急。

③水气病之阴证

喻昌指出水气病的根源在于肾中真阳亏损。水肿虽有阴水、阳水之分，然皆属阴象，必因"肾中真阳亏损，其水得以泛滥于周身，而心火受其湮郁，脾土受其漂没，其势骎成滔天莫返矣"（《医门法律·卷二》）。他分析说，《金匮要略》水气病篇的风水、皮水、黄汗病在阳分，而正水、石水病在阴分。水肿的发生，除与少阴肾经密切相关外，还与脾胃、冲脉有关，其病机仍是阳气虚衰，阴寒内结。对于阴水的治疗，他强调"一切治阳水之法，所不得施之者矣"。阴水病机是肾中真阳亏损，并非仅用发汗、利小便等治阳水的方法就能治愈，而当温阳化气为主。此外，若水寒相搏者，除水肿外，还会出现其他兼证，如男子小便不利、女子闭经、咽喉塞噎、胁下急痛、咳嗽、喘逆等。其治疗仍当顾本，急用温阳镇水之法为主，兼以补阳泻阴，行水实胃，疏通关元积寒久痹。

④脾胃虚寒诸证

脾胃虚寒，中焦阳气不足之人，因运化乏力而营卫气血亦弱，容易出现四肢逆冷、腹满、恶寒、肌肉麻木不仁等证候。如果脾胃虚寒之人，反误用寒凉泄泻药后，阳气更加受损，病情加重，阳虚生内寒，胃阳虚寒而成反胃，出现朝食暮吐之证。此外，胸中自觉寒冷也是脾胃虚寒，营卫生化不足之征象。

⑤胸腹寒痛诸证

喻昌根据《内经》所言人身各部位阴阳气血多少不同，指出阴寒证在各部位的发病几率不一。"寒痛多见于身之前，以身之背为阳，身之前为阴也。而身之前，又多见于腹，以胸为阴之阳，腹为阴之阴也。仲景论心胸之痛，属寒证者十之二三；论腰腹之痛，属寒证者十之七八，亦可焕然明矣。"（《医门法律·卷二》）临床上，腰腹痛比心胸寒痛发病频率高，说明胸中阳气对维持气血运转具有重要作用。喻昌借《金匮要略》"阳微阴弦"之脉象分析，指出胸痹心痛的病机要点在于胸中阳虚而阴寒窃据阳位。临床若见虚寒腹满、中寒下利、胸中寒实痿黄诸证，当急用温药以防胸中阳气离散。

（2）阳虚阴盛病证的诊断

喻昌从呼吸、脉象、面色等多个方面总结了阳气病变诊察要领。

①阳衰者呼吸迟缓

在《医门法律·卷一·辨息论》中，喻昌言："其元阳之衰者，则困于阴邪所伏，卒难升上，故吸迟"，指出元阳虚衰者，呼吸节律缓慢。他认为呼吸迟缓是真阴元阳受病的外在显现，其病皆难治疗。

②寒中少阴者脉微

对于《伤寒论》中少阴证"脉微细"之分析，喻昌说"微者阳之微也，细者阴之细"，提出脉微是寒邪直中少阴的征象，可作为临床诊断少阴中寒病证的参考指标。

③阴水脉当沉

喻昌辨析《金匮要略》所言"沉则为水"是就阴水而论，不是风水、皮水之脉。阴水即石水、正水，是少阴肾阳不足所致，故当见沉脉；若阴水反见浮脉，则是肾中虚阳浮越，故主死。

④中寒的色诊与脉象

喻昌总结了中寒证之色诊常见面色青、鼻头青、唇口青，脉象常表现为脉脱、脉散、尺脉迟滞沉细等象。

⑤中寒的临床表现

若见畏寒腹痛、下利上呕、自汗淋漓、肉瞤筋惕等临床表现，即是"阴病"当用回阳救急法的指征。若见咽喉肿痹、舌胀睛突、颈筋粗大、头项若冰、浑身青紫，则已经是孤阳离散，浊阴窃据阳位，无可救药之证。

（3）阳虚阴盛病证的治疗

"扶阳抑阴"是喻昌治疗各种阳虚阴盛病证一贯的指导思想，其临床具体运用则有多种方式。

①姜附纯阳并灸法

阳微阴盛的病证，宜早期治疗、防其传变。阳衰之病证宜早用附子、干姜，并可配合使用灸法。喻昌指出："仲景治伤寒传经热病，邪在太阳之初，便有用附子治阳虚九法。"（《医门法律·卷二》）《伤寒论》中太阳经证若误用下法或发汗太过损伤阳气，当用附子加入各方中以温阳，从而避免亡阳之虞。临床若呕吐、厥逆、下利同见，是阳气衰微、阴寒极盛之证，当用四逆汤（甘草、干姜、附子）回阳救急，或能挽留仅存之一丝阳气。

②真武坐镇龙雷之法

阳气衰微，阴邪横逆，表现出各种阴病证候，治疗当以回阳救急之法。若见阴病证候而不回阳救急，则肾中真阳不固，龙雷之火升腾，而终将酿成阴阳离绝之后果。喻昌主张及时运用真武汤（茯苓、芍药、生姜、白术、炮附子），以附子、干姜等纯阳方药驱逐阴邪，使浊阴从下窍排出，恢复人体阴阳冲和的状态，达到坐镇龙雷之火的功效。

③辛热温散之法

胸痹之证，因胸中阳虚，下焦阴寒上乘阳位而成，故治疗当散下焦之阴寒而复胸中之阳。胸痹重证，仅用气分药通阳散结已无济于事，必用辛辣温散之剂，温、补、行、散并施，方能获效。"甚者则用附子、乌头、蜀椒，大辛热以驱下焦之阴，而复上焦之阳"（《医门法律·卷二》）。如《金匮要略》心痛彻背，背痛彻心，用乌头赤石脂丸（蜀椒、乌头、附子、干姜、赤石脂），"仲景用蜀椒、乌头一派辛辣，以温散其阴邪。然恐胸背既乱之气难安，而即于温药队中，取用干姜之泥，赤石脂之涩，以填塞厥气所横冲之新隧"。

④破逐阴邪之法

胸痹心腹痛诸证历时久者，因虚寒之气自下而上入于胸腹，阴邪与瘀血搏结日久，当于温散药中，更加峻猛攻破之药，驱逐阴邪瘀浊从下窍而出，其病方有转愈之机。代表方如《金匮要略》"九痛丸"（炮附子、炙野狼牙、炙巴豆、人参、干姜、吴茱萸）。张仲景于温散药中加野狼牙、巴豆、吴茱萸破逐浊阴之邪，使从阴窍而出。

⑤建中散寒之法

若腹中阴寒上攻胸胁及胃脘，出现腹中寒、雷鸣切痛、胸胁逆满、呕吐、不欲食、恶寒、寒疝、腹中结痛诸证。此皆由中焦阳气不振，阴寒始能上攻阳位。喻昌选用附子粳米汤证（附子、半夏、甘草、大枣、粳米）、大乌头煎证（乌头、蜜）。其旨在于演说抵御阴邪之要诀，除温阳散寒之外，还当培养胃气，健运中土，方能防止阴寒再度结聚，实为治本之法。

总之，喻昌重视人身阳气，对《内经》《伤寒论》《金匮要略》等经典理论中的重阳思想进行发挥，总结了阳虚阴盛病证的临证诊治心法。在扶阳抑阴思想指导下，喻昌成功抢救了多例阳虚阴盛的危重病证，如《寓意草》中"金道宾真阳上脱之证""徐国祯伤寒疑难急症""张仲仪痢疾夹少阴之邪""黄湛侯吐血暴证""胡太封翁疝证"等。喻昌扶阳抑阴思想对后世火神派医家学术思想具有一定影响。

2. 风邪病证

《内经》病机十九条中"诸暴强直，皆属于风"，提示风邪致病其临床表现多具有发病急猝、肢体僵硬、运动障碍等特点。临床上凡具有上述特征的病证，其中医病名多带有"风"字。以"风"字命名并非全因其感受自然界中的风邪，而有时是针对其病证的发病特点而言。从病机角度来讲，前者称为外风，后者称为内风，其实二者所指的层面不同。喻昌所论风证，有外风致病者，也有内风致病者。《医门法律》《尚论篇》所论风证有中风、风痱、风懿、风痹、惊风、麻风等。下面分病证介绍喻昌关于这些病证的观点：

（1）中风

关于中风的病因、病机在"中风论"中已经阐述，下面是中风的临床诊治。

①中风临床脉证

喻昌将中风分为中络、中经、中腑、中脏。肌肤不仁为风邪中络，病位表浅，以感觉障碍为主；躯体重着为中经，骨骼肌肉皆失所养，病位较中络深，以运动障碍为主。中脏腑则病位更深，病情更严重，伴有神志障碍。中腑以神昏不识人为特点；中脏则更添舌謇难言、口流涎沫等症状。

然而喻昌认为中腑的病位重点在胃，中脏的病变重点在心。他认为胃乃六腑之总司，风中胃腑，胃热必盛，风热蒸耗津液，水谷凝聚为痰涎，壅塞经络。而胃与心有络脉相连，若胃中痰涎壅盛，势必堵塞心包络，心神闭阻而出现神昏、舌纵、流涎等症状。因此中脏腑的病位重点在胃和心。

喻昌依据《内经》《金匮要略》总结了风中五脏的临床证候。肺中风，其病机要点在于风热伤肺，耗损津液，临床多表现为多汗、恶风、时发咳嗽、眉上色白，或口舌干燥、喘促、身重肿胀，脉见浮散、浮虚无根等。肝中风，其病机要点在于风木偏亢，风耗肝血，筋脉失养，临床症见多汗、恶风、喜悲伤、咽干、易怒、性欲低下、面色苍白、目下色青，或头目瞤动、胁痛、腰背伛偻、嗜食甜味，其脉象多为浮弱、弦涩、曲如蛇行等。心中风，其病机要点为心火上炎，真阴失守，临床表现为多汗，恶风，焦虑，易惊易怒、面色红赤，或翕翕发热、知饥而不能食、食即呕吐，心中痛，心烦发热，脐内跳动，脉弦、浮、躁疾等。脾中风，其病机要点为风伤脾阳，临床多表现为多汗，恶风，身体倦怠，四肢懒动，纳呆，面色微黄少光泽，鼻色黄，或翕翕发热，形如醉人，腹中烦重，皮目瞤动，短气，脉浮大而坚。肾中风，其病因多由纵欲过度，病机要点为风入伤肾，肾失封藏，真阳上脱，真阴下脱，不能藏精宅神，其临床表现为多汗恶风，面庞如肿，脊背痛，难直立，二便不利，面色黑，其脉浮取则坚，按之则乱如转丸。

关于中风的脉象特点，喻昌总结说"中风之脉，各有所兼"（《医门法律·卷三·中风论》）。中风的病机比较复杂，往往是新风兼夹旧邪，或夹外感，或夹内伤，所以脉象变化较大。兼寒者脉浮紧，兼风者脉浮缓，兼热者脉浮数，兼痰者脉浮滑，兼气者脉沉涩，兼火者脉盛大，兼阳虚则脉微或大而空，兼阴虚则脉数或细如丝，阴阳两虚者微数或微细，脉虚滑为头中痛，脉缓迟为营卫衰。总的来说，浮脉数脉属阳，濡脉弱脉属阴。中风脉象可表现为浮滑、沉滑、微虚、散数，种种不等。然而中风而见脉虚浮迟缓，说明正气不足，治疗相对容易；若中风而见脉象急大数疾，说明邪气亢盛，为难治。然而若见大脉数脉，不过于躁疾者，为风邪亢盛之象，尚不可作死脉论。

②中风治法纲要

喻昌对中风的治疗，针对阳虚邪入，内兼火、气、痰等旧邪的病机要点，提倡以补虚息风、清热祛湿以除风为指导思想，分别选用《金匮要略》的侯氏黑散、风引汤为代表方剂。其治法纲要主要有如下三个方面：

其一，补虚息风选侯氏黑散。侯氏黑散在《金匮要略》中主治大风四肢烦重，心中恶寒不足。方由菊花、白术、细辛、茯苓、牡蛎、桔梗、防风、人参、矾石、黄芩、当归、干姜、川芎、桂枝组成（上十四味，杵为散，酒服方寸匕，日三服。初服二十日，用温酒调服，禁一切鱼肉大蒜，常宜冷食，六十日止）。该方剂功效为祛风散寒、化痰清热、益气补血，虽用药较杂，但总体也不外祛邪与扶正两个方面。这里体现了中风的病机要点，即正虚不足而复中风邪。

喻昌在中风病机上非常强调阳气不足。他认为"风性善走空窍，阳虚则风居空窍，渐入府脏"（《医门法律·卷三》）。指出张仲景"所出诸脉诸证字字皆本阳虚为言"，阳虚卫外不固，致使风侵入中。可见阳虚为邪入空窍的一个前提。因此对于中风的治疗，喻昌提出祛风之中兼填空窍为第一义。空窍一实，则风出而不复入。侯氏黑散立方之义在于祛风补虚，至于"驱"与"补"之中更行堵截之法。所谓填窍，用意有二：一者，填实空窍能使风邪出而不复再入；二者，填实空窍能防病邪内传。

侯氏黑散适用于虚风内动引起的中风。方中菊花、防风祛风，清热明目，清头脑，善驱表里之风。喻昌指出以菊花为君，是为了防止风邪乘虚进入心中。人参、茯苓益气健脾，培土宁风；当归、川芎养肝血，和肝气；白术、桔梗益脾祛湿，开肺化痰，以祛风痰；桂枝、干姜、细辛、黄芩、牡蛎祛寒，清热，潜阳；温酒引诸药达于周身经络。矾石祛痰燥湿，同时可以固涩诸药，使药力留积不散，起到渐填空窍的作用。因矾石的药性得冷即止，得热即行，所以服用本方期间不宜进食热的食物，而宜食冷物，否则不但起不到填窍的作用，反而会出现腹泻。

其二，清热泻火、化痰除湿以祛风用风引汤。风引汤在《金匮要略》中主治大人风引，少小惊痫瘈。由大黄、干姜、龙骨、桂枝、甘草、牡蛎、滑石、石膏、寒水石、赤石脂、白石脂、紫石英组成（上十二味，杵，粗筛，以韦囊盛之，取三指撮，井花水三升，煮三沸，温服一升）。喻昌用此方治疗风火夹痰引起的中风。若人体内火热过度，五脏亢盛，热极生风，心神被扰则会出现神志症状；风火偏亢，肝木必旺，势必侮犯脾土，脾虚气滞，聚液成痰，风夹痰涎流注四肢而成瘫痪。所以治疗此类中风，必须清火热、化痰湿，火热清则风自息，痰湿化则经络通。风引汤之组方刚好切合此类病机。喻昌分析说，此方以大黄为君，荡涤风火热湿之邪，用干姜以补之，用桂枝、甘草以缓其势，用诸石药之涩以堵风气之路，石药之中的滑石、石膏还起到清金伐木以平肝风的作用，赤白石脂除湿，龙骨、牡蛎重镇收敛安神，寒水石助肾水之阴，以防阳热之邪伐劫肾阴，用紫石英补心神之虚。喻昌还指出，石类药在风引汤清热化痰、息风安神方面起着不可或缺的作用，后世许多医家未参透其中的要领，因石药过多而舍之不用实为可惜。

其三，真中风当养阳助汗以通血脉。真中风的病机是阳气受损，痰火内郁，虚风内动。因此，喻昌强调真中风，禁用汗法、吐法，不可用治疗外风具有祛风散邪、金石寒凉、涤痰开窍等方药。阳气受损是真中风发病的前提条件，所以当慎用寒凉之品，以防阳气受郁遏。因阳虚为本，风痰为标，涤痰开窍之药会耗散正气，所以虽见舌謇、神昏之证，却不可用牛黄清心等祛痰开窍之药。又因其素体内虚，若过用发散药则腠理大开，反会招引外风入内，所以忌用荆芥、防风、柴胡、葛根、羌活等祛风散邪之药。虽然不可用发汗药，但因体内有阳热所化之内风，须令风邪外透，其病方能痊愈，因此真中风的治疗也不可止汗。综合考虑上述情形，喻昌提出治疗真中风当养阳助汗以通血脉。以补气、养血药为基础，令正气足而血脉运转，配合饮汤食粥、绝欲保精等调护措施，阳气渐复，自能蒸动体内蓄积之内风，令其随汗而出，不可用实腠理之药以止汗。如此调理十多日，则正气足，汗自出，内风自息。最后，不用发汗药而达到了发汗以驱内风的效果，不用止汗壅堵药而达到实腠理以御外风的效果。这就是喻昌养阳助汗以通血脉治法的高明之处。

③中风的具体治法

由于中风病机复杂，内外邪相兼，涉及脏腑较多，临床辨证困难；于是，喻昌总结了中风辨证歌诀，指导临床灵活辨证论治。他以押韵的四字歌诀归纳中风临床辨证要领。此歌诀记载了中风不同层次、不同兼证的鉴别要点、基本病机、常用方剂及治疗禁忌。

风邪入侵层次、病情轻重缓急不同，治疗方药各异：桂枝汤调和营卫气血以祛风，为治疗中风各个层次皆可选用的基本方。风邪中经，出现口眼㖞斜、手足震掉、语言謇涩等症状，用小续命汤加减。喻昌进而演化为"易老六经加减法"，用麻黄续命汤、桂枝续命汤、白虎续命汤、葛根续命汤、附子续命汤、桂附续命汤、羌活连翘续命汤等，分别治疗六经中风之证。若表里同病，出现手足瘛疭、大便秘结、肌肉蠕动等症状，用防风通圣散，表里兼治，和血益脾，下不伤里，汗不伤表。风热炽盛，用祛风至宝膏，表里通治。中腑，出现二便不通，用三化汤、搜风顺气丸以攻里。卒中昏迷，气闭痰阻，用摄生饮调服苏合香丸，辛香开窍，豁痰行气。热闭神昏，用牛黄清心丸开窍；寒闭关窍，用苏合香丸以开窍。中风若为风痰阻滞，用南星汤调服苏合丸、乌药顺气散、匀气散、稀涎散等。风初入腑，肌肉蠕动，手足牵强，面肿能食，用胃风汤，以散风除热。风初入脏，发热躁烦，先用泻青丸，解肝胆之风热；次用愈风汤磨入四白丹，养血散风清热，宁心安神定魄。心火内蕴，胸膈烦热，惊风抽搐，用凉膈散、清心散等，清热宁神。心血内亏，恍惚不寐，服用二丹丸，以养血安神。火热壅滞，心胃烦热，食不下，用《千金》地黄汤，补虚、清热、润燥、涤痰、除风，使水升火降，枯回燥转。真阳上脱，汗多肢冷，气喘痰鸣，此证难治，勉强用黑锡丹、三建二香汤，引阳回宅，重封水土。肾阳虚水泛为痰，但真阳未脱，寒痰壅滞，遏阻脾阳，出现手足拘挛，用星附散，散寒化痰以祛风。在中风发作期，风热炽盛，宜用甘寒之药以制热。生活起居当慎重，远离各种欲望的诱惑，忌肥甘鲜美之食。只有谨慎调养数年，才能重享天年。

根据中风兼证不同，也要采用相应治法方药：若见偏正头痛，为风火上攻头目，用愈风丹，养血清热散风；若头面肿、眼皮跳动，为风盛生热，用胃风汤，散风邪则热随风解；风湿流注，手足麻痹疼痛，难以屈伸，用薏苡仁汤，祛湿除风；营血虚，寒湿入脏，出现狂言妄语，精神错乱，用排风汤，养血散寒除湿；手指麻木，多因卫气不能充养四末，用人参补气汤，补气以御风；左瘫右痪，半身不遂，筋脉拘挛，腿脚乏力，多因风湿搏结筋骨，用舒筋保安散，宣导风湿、通经活络；若寒热似疟，头目昏眩，肢体痹痛，多因风邪入胃日久，耗损营卫气血，用解风散，补虚而和营卫；若风燥便秘，用搜风顺气丸，疏风润燥顺气。经络及腑，治分浅深。表里之邪，大禁金石。若四肢不举，虚者用六君子汤，实者用三化汤合承气汤。若口眼㖞斜，左侧脸面痉挛，属血虚风入，用三圣散；右侧脸面痉挛，用匀气散。若舌强难言，用转舌膏、正舌散、资寿解语汤。

此外，中风不同阶段的治疗中，常会用到养血、豁痰之法，但二者不宜同时运用。养血有增加痰湿之弊，化痰则难免耗损气血。所以，在中风救治过程中，须视痰阻、血虚两方面的情形，何者属主要矛盾，则先行其法。喻昌提到中风常用养血方剂，如大秦艽汤、当归地黄汤、天麻丸等；豁痰常用方剂，如涤痰汤、青州白丸子，热痰用竹沥汤、贝母瓜蒌散，阴虚夹痰用《千金》地黄汤。

喻昌中风辨证歌诀如下：

"中风外证，错见不一。风火相煽，多上高巅。风湿相搏，多流四末。手足麻木，但属气虚。关节肿痹，湿痰凝滞。寒热似疟，解风为宜。风藏痰隧，搜风最当。经络及腑，治分浅深。表里之邪，大禁金石。左瘫右痪，风入筋骨，宣导其邪，缓以图之。卒中灌药，宜用辛香。开痰行气，调入苏合。四肢不举，有虚有实。阳明虚，则宗筋失润，不能束骨而利机关。阳明实，则肉理致密，加以风邪内淫，正气自不周流也。口眼㖞斜，邪急正缓。左急治左，右急治右，先散其邪，次补其正。转舌、正舌，方名虽美，少阴脉萦舌本，三年之艾，不言标矣。资寿解语，犹为近之。风初入腑，肌肉蠕瞤，手足牵强，面肿能食，胃风宜投。风初入脏，发热躁烦。

先用泻青，兼解表里。次用愈风，磨入四白。养血豁痰，枘凿不入，先其所急，不宜并施。心火内蕴，膻中如燔，凉膈清心，功见一斑。心血内亏，恍惚不寐，服二丹丸，可以安睡。火盛壮水，勿辞迁缓，水升火降，枯回燥转。真阳上脱，汗多肢冷，气喘痰鸣，此属不治。黑锡三建，引阳回宅，水土重封，虞渊浴日。肾水泛痰，真阳未脱，治以星附，十中九活。外风暴发，内风易炽。热溉甘寒，避居密室，毋见可欲，毋进肥鲜，谨调千日，重享天年。"（《医门法律·卷三·中风门》）

④中风治疗禁忌

喻昌在《医门法律·中风门》中专设"律五条"作为中风之治疗禁忌：

一忌引邪深入。风邪初中经络，应立即发散外邪，若反行内夺之法，即会引邪深入。风邪中络不可引邪入经，中经不可引邪入腑，中腑不可引邪入脏。喻昌所谓"内夺"是指因用药不当引起阳气、营卫气血等正气的耗损。如妄用樟脑、麝香等开窍药耗散真气，引风邪入心；或用白花蛇等毒性药物，增加患者的生命危险；或在中风恢复期，不以补虚扶正，反误用续命汤，重引风入。

二忌利小便。中风患者若出现自汗的症状，说明有津液流失，津液不足而小便减少属正常现象。此时误用利水药则津液更加枯竭，进而引起营卫之气衰减，肾中真阴消亡，无法制约风火之热，转增烦热，使病情恶化。

三忌妄用下法。中风是否能用下法，须视辨证结果而定。若风中经络，病位表浅，治疗只宜宣散，若误用下法则脏腑空虚，风邪乘虚入脏入腑，引邪深入，反添内乱。若风邪中脏，或真中风，说明脏气已虚，此时用下法，则脏真不守，下之立亡。中风可下证，多为中腑，邪在胃腑，内实便秘者，可微用下法；中腑日久，极热炽盛，由腑证入脏者，可用下法。但用下法，仅为泻其烦热，不可峻下大泻。用下法泻去过多的风热积邪后，当继续填补空窍，使风邪不再生。

四忌妄行补泻。中风出现四肢不举当辨虚实论治。脾主四肢肌肉，脾气虚不能充养四肢，会出现四肢不用；脾土壅滞，痰湿阻络，也会四肢不用。脾虚者多伴有饮食不佳，倦怠嗜卧，形体羸瘦，当用补气健脾之法。平素过食膏粱厚味，痰浊阻滞经络者，当用泻法开通壅堵。

五忌妄执一家之言。中风因为病机复杂，兼夹病邪不同，治法各异，所以不能只读某位医家的书就按图索骥。例如，刘河间、李东垣、朱丹溪三位医家对中风证治见解不一，妄执一家之言难以正确指导临床辨证。临床治疗中风当灵活变通，兼热者当清热以祛风，兼虚者当补虚以祛风，兼气郁者当开郁以祛风。

⑤中风证常备方药

喻昌常用中风方剂在前面中风治疗纲要及辨证论治歌诀中皆有提及，按功用分7类，其方药组成在《医门法律》的"中风门方"中皆有记载，现将方名录于下：

第一类扶正祛邪方，代表方剂有侯氏黑散、人参补气汤、解风散、桂枝汤、加味六君子汤、三圣散、资寿解语汤、四白丹、养血当归地黄汤、天麻丸、《千金》地黄汤、《宣明》地黄饮子、二丹丸、豨莶丸、史国公浸酒方。

第二类清热祛风方，代表方剂有风引汤、愈风丹、防风通圣散、祛风至宝膏、转舌膏、泻青丸、凉膈散、清心散。

第三类祛风散寒方，代表方剂有胃风汤、排风汤、小续命汤、易老六经加减法（麻黄续命汤、桂枝续命汤、白虎续命汤、葛根续命汤、附子续命汤、桂附续命汤、羌活连翘续命汤）、不换金丹。

第四类祛风化湿方，代表方剂有薏苡仁汤、舒筋保安散。

第五类通腑顺气方，代表方剂有搜风顺气丸、三化汤、乌药顺气散、匀气散。

第六类化痰开滞方，代表方剂有摄生饮调苏合丸、稀涎散、正舌散、涤痰汤、青州白丸子、竹沥汤、贝母瓜蒌散、《三因》白散子。

第七类扶阳救急方，代表方剂有黑锡丹、三建二香汤、星附散。

（2）痹病

《素问·痹论》指出"风、寒、湿三气杂至，合而为痹"，说明痹病的形成与风邪有一定关系。喻昌认为风痹属中风四证之一，二者虽然类似，但实质不同。二者的区别在于：中风先伤人体阳分，痹病则先受病于阴分。此处"阴、阳"是指发病部位而言，阳分指头面、背部、上肢等，阴分指腰股、腹部、下肢等部位。喻昌指出中风与痹病的差异来源于二者感受邪气的不同。中风是以风邪为主，风行善行易入，所以发病急骤，病变先发生于阳位；痹病是同时感受风、寒、湿、三邪杂合牵制，所以痹病起病较缓，病变先伤于阴位。

①痹病的分类

关于痹病分类，喻昌溯本求源，继承《内经》按照病位所分五体痹、五脏痹、六腑痹、奇恒之腑痹，按照病性分行痹、痛痹、着痹，以及《金匮要略》的血痹、胸痹等。此外，他结合个人临床经验，又按发病部位加入"痹在上""痹在身半以下""痹在遍身""痹在臂""痹在手足"等，并按痹病属性分"冷痹"和"热痹"。这种归纳分类法容纳了人身上、中、下三焦各部位的痹病，总括了《内经》的"周痹""众痹"和《金匮要略》的"历节黄汗病"及后来的"白虎病""痛风"等痹病范畴。

《素问·痹论》根据不同季节发病将痹病分为"筋痹""脉痹""肌痹""皮痹""骨痹"等五体痹，又以脏腑病位分"肝痹""心痹""脾痹""肺痹""肾痹"等五脏痹，及以"肠痹"为代表的六腑痹，以"胞痹"为代表的奇恒之腑痹。喻昌认为，痹病当根据外邪入侵部位，分五浅五深。所谓"五浅"即五体痹，"五深"即五脏痹。五体痹久病不愈，又复受风、寒、湿三邪侵袭，病邪深入，内传五脏而成五脏痹。

但对于《金匮要略》历节黄汗病的分类，喻昌指出其篇误将治疗三痹之法编入历节黄汗之下，他认为历节黄汗病其实是人身肢体、三焦等不同部位发生痹病的综合反应。他还指出"痛风"又名"白虎历节风"，其实就是痛痹。这种分类方法既简单又明了。

喻昌对痹病的分类，在遵循《内经》《金匮要略》等经典及前人见解的基础上，提出自己独到见解，改变了痹病分类重复混乱的局面。这样条分缕析，纲举目张，详而不繁，要而不杂，便于临床辨别证候，利于指导临证加减用药，使后学对痹病分类辨治有规可循。

②痹病的病因病机

虽然《内经》已经指出痹病的外因是风、寒、湿三邪侵袭。但喻昌更强调内因对于痹病发病的重要性。他认为痹病是因阳气不足、营血失养，感受风、寒、湿三邪而发病。此外，三邪入侵又常与体内素有痰与邪相搏结，从而加重病情，延长病程。

《内经》言"邪之所凑，其气必虚"。风、寒、邪三邪闭阻之处，便是正气不足的部位。如血不足者，筋脉失养，邪气闭阻在筋，而出现肢节酸痛之筋痹。心主血脉，血不足以养心，而出现脉痹。四肢为阳气之本，阳气虚不能温煦周身，阳气不达四末，三邪入侵，闭阻四肢，而出现手足肿痛难举，活动不利，即痹在手足。虚热壅滞膀胱，肺气不能下行，水道不利，而出现胞痹。寒湿伤脾阳，风邪伤胃气，脾胃气虚，三邪闭结于肠道，而成肠痹。脾阳不健，三邪内侵入脾，而成脾痹。寒湿伤脾，土不生金，脾之浊邪上输于肺；或肝受浊邪，因多怒而邪气逆传于肺；肾受浊邪，因多欲而邪气上逆于肺，脾、肝、肾三脏浊邪传肺，日久填塞肺窍，治节不行而成肺痹。肾阳虚，真火衰微，风、寒、湿邪入而闭阻，更伤肾中真阳，久而成肾痹。胸中阳气衰微，失于温煦，浊阴之邪上干阳位，闭阻气血，而成胸痹。以上种种情形，皆是正气耗损在先，风、寒、湿三邪始能闭阻其相应部位而发病。

③痹病的治疗

喻昌对痹病的治疗以"开通阳气，补养阴血"为基本原则，其治疗痹病的处方用药大都精选前人之方剂加减。从其所选方药和方论中能看出其论治思路。

其一，辨病位病性而论治。

痹病因邪气侵犯部位不同而临床表现各异，所以治疗痹病首先当分部位而治：痹在上，用桂枝五物汤；痹在臂，用十味锉散；痹在手足、风淫末疾，则用乌头粥；痹在手足，湿流关节，则用薏苡汤；痹在身半以下，用通痹散；痹在遍身，走痛无定，用控涎丹；痹在脉，用人参丸；痹在胸，用瓜蒌薤白半夏汤；痹在胞，用肾沥汤；痹在肠，用吴茱萸散；痹在筋，用羚羊角散；痹在皮，用羌活汤；心痹，用犀角散；肝痹，用人参散；脾痹，用温中法曲丸；肺痹，用紫苏汤；肾痹，用牛膝酒。

痹病的治疗也分辨病性寒热：热痹，用升麻汤；冷痹，用巴戟天汤。另外，喻昌提倡将"三痹汤"作为治疗痹病的通用方，因为此方在补气养血扶正的基础上，兼顾到祛风、散寒、化湿，这恰好符合喻昌对痹病病机的认识。

其二，注重补气养血扶正。

阳气不足、营卫失和是形成痹病的内因。喻昌治疗痹病主张补气、养血、助阳，扶正以祛邪。

喻昌治痹病注重补气养血，可从其首推治痹通用方"三痹汤"中看出梗概。他说此方，参芪四物为主方，一派补药内加防风、秦艽以散风湿，桂心以散寒邪，细辛、独活以通肾气。既照顾了阳气之虚，阴血之弱，又兼祛风、寒、湿三邪，故可作为痹病通用方。

另外，对于小儿鹤膝风的治疗，古方用六味地黄丸加鹿茸、牛膝。喻昌分析说小儿感受风、寒、湿三邪，多因先天禀赋不足，肾气衰薄，寒湿之邪方能聚于腰膝而不解。故以六味丸补肾中之水，以鹿茸补肾中之火，以牛膝引至骨节，而壮其筋骨。此为治本而非治标之法，可以取到不治其邪，而邪气自散的功效。

喻昌辨治痹病非常重视气血，而气血之间，又以阳气为重中之重。在谈到治肝痹的人参散时，他说"盖气者，血之天也，气壮则血行"（《医门法律·卷三·附痹证诸方》）。人参散是喻昌自创之方剂，他分析说：此方以人参为君，黄芪、肉桂、当归、川芎为臣，以代赭石专通肝血，佐参、芪之不逮，少加羌活为使。认为治痹之法必须以补气养血为主，兼以通经活络。

对于阳气虚而风寒湿邪入侵之胸痹、手足痹、脾痹、肾痹、冷痹等证，喻昌所选方剂都考虑到了温阳扶正以驱邪。例如，胸痹用薤白、白酒以温通胸阳，严重者可加附子、干姜以散浊阴之邪。四肢失于温养，风寒湿痹邪在手足，用乌头粥，温运脾阳，以助营卫之周遍。脾痹用附子、干姜等药加入健脾胃的方剂中，达到温中理气、壮阳驱阴的目的。肾痹用官桂、附子、干姜等药温，补肾阳以散痹邪。冷痹，用巴戟天、附子、五加皮等药以温阳散寒。

可见，喻昌治疗痹病反对过用祛风除湿发散药，而主张在扶正补虚的基础上治疗痹病。认为痹病的治疗，以"开通阳气，补养阴血为贵"。

其三，不忘通络散邪止痛。

风寒湿三邪闭阻经络气血是痹病的主要病机。初期以邪实为主要矛盾，痹病日久，则经络壅阻，营卫不行，湿聚为痰，血结为瘀，而成邪盛正虚之势。因此，痹病的治疗自始至终都不能忽略通络止痛，给邪气以出路。虽要扶正固本，但不可过用补气养血之品以防闭门留寇，当攻补适度，攻补有序。

喻昌治疗痹病，从选方用药上始终遵循"通"的原则。他常选桂枝、麻黄、乌头、附子等温通气血之药，也辨证选用羚羊角、水牛角等凉血活血之味，达到通经活络止痛之效。同时方中又常配伍白术、芍药、人参、黄芪、甘草等药，走中有守，一散一敛，和谐共济，不失偏颇。

喻昌对邪气盛而正气未衰之痹病，多采用攻邪为主的治法。如治胞痹的肾沥汤，治热痹的升麻汤，治遍身痹的指迷茯苓丸（茯苓、半夏、枳壳、风化硝、姜汁），治手足痹的乌头粥，治皮痹的羌活汤等方，所用君药均以驱逐邪气外出为功。例如，治疗痹在手足，风淫末疾的乌头粥，仅用一味乌头，生研为末，每用香熟白晚米二合，入药末四钱，同米以砂罐煮作稀粥，下生姜汁一匙，白蜜三匙，搅匀，空心温啜。乌头药性辛散温通，善逐寒邪，祛风湿，被称为夺关猛将，能温经止痛。治疗寒湿偏盛的痹病以乌头入药，止痛效果很好。又如治疗痹在筋的羚羊角散，方药组成为羚羊角、薄荷、附子、独活、白芍、防风、川芎各等份。喻昌分析：筋痹必以舒筋为主，宜倍用羚羊角为君。筋痹必因血不营养，宜以白芍、川芎，更加当归为臣。然而恐羚羊角药性过寒，但能舒筋，不能开痹，所以少用附子之辛热为反佐，更少用薄荷、独活、防风，以增强散邪之功效。羚羊角，药性咸寒，清热镇痉，平肝息风，解毒消肿。在治疗热痹的升麻汤中，喻昌也重用羚羊角、犀牛角以凉血通络。

以上可以看出，喻昌治疗痹病在强调扶正的同时，也不忘通络散邪止痛，给邪气以出路。

其四，祛邪不可伤正。

喻昌治疗痹病不但注重补气、养血、助阳以扶助正气，而且运用祛风、散寒、化湿等治法时也注意顾护正气。例如，他指出祛风药不可过用，过则伤津液；化痰药当用之适度，过用则耗血；苦寒攻里药当禁用，以防阳气损伤等。

在方剂配伍上，喻昌指出不可单纯使用祛风药。临床治疗痹病的许多方剂，往往祛风药味数多、用量大。但喻昌认为祛风药药性温燥，用之过度，会灼伤津液，耗气动血，正气损伤则邪气难除。他强调治疗痹病当标本兼顾。因为痹病虽要发散风邪，但风邪入侵多由营卫气血亏虚所致；而且风既已入内，更加扰乱血脉，阻滞阳气，仅用麻黄以通阳气，白芷以行荣卫，很难奏效。所以，当把祛风药配伍到四物汤、四君子汤等方剂中，在补气养血、调和营卫的基础上，稍行祛风之法，则风邪更易消散。正所谓，治风先治血，血行风自灭。对于湿热所致之痹病，更应慎用祛风药。因为祛风药药性多偏温热，若误用之，湿邪未除，热反加重，更为难治。

虽然喻昌谈到风、寒、湿三邪入侵，常与人体素有之痰相搏结，痰浊不祛则三邪难除，故治疗痹病方剂中多兼用半夏、白芥子等药以化痰通络。但同时他又指出，治疗痹病不可一味使用化痰燥湿药，否则必定耗伤阴血。进而提出"治痹以开通阳气，补养阴血为贵"的指导思想。在喻昌所推荐治疗痹病的诸多方剂中常用到当归、芍药、川芎、熟地等养血之品，以佐制祛风、散寒、利湿药对阴血的耗损。

此外，喻昌还指出痹病忌用苦寒攻下之法。因为阳气不足以温运周身、抵御外邪，这也是三邪入侵形成痹病的内因之一。所以，喻昌认为攻里药多属苦寒之品，服后令阳气越发闭阻不通，不利于风、寒、湿三邪外透，因此在治疗痹病时也要注意保护阳气。

④痹病方剂选录

喻昌治疗痹病所选诸方，考虑到辨病位、病性等内容。今将其进一步分类，按通用方、辨病性选方、分躯体病位选方、五体痹选方、六腑痹选方、五脏痹选方分成6组，并将方剂名称及部分药物功效录于下：

其一，风寒湿痹通用方为"三痹汤"，治血气凝滞，手足拘挛，风、寒、湿三痹。药物组成有：人参、黄芪、当归、川芎、白芍药、生地黄、杜仲（姜汁炒）、川续断、防风、桂心、细辛、白茯苓、秦艽、川牛膝、川独活、甘草各等份。上水三盏，生姜三片，枣一枚，煎五分。不拘时服。

其二，辨病性选方。热痹用"升麻汤"，药物组成有：升麻三钱，茯神、人参、防风、犀角、羚羊角、羌活各一钱，官桂三分，水二盅，姜三片，入竹沥半酒盏，不拘时服。冷痹用"巴戟天汤"，药物组成有：巴戟天（去心）一钱，制附子、五加皮各七分，川牛膝（酒炒）一钱，石斛、炙甘草、萆薢、白茯苓、防风、防己各五分，水二盏，姜三片，煎八分，空心服。

其三，分躯体病位选方。痹在上，用桂枝五物汤；痹在臂，用十味锉散（炮附子、黄芪、当归、白芍药各一钱，川芎、防风、白术各七分，茯苓、肉桂各五分，熟地黄酒洗焙干二钱。上水二盏，姜三片，枣二枚，食后临卧服）；痹在手足，风淫末疾，则用乌头粥；痹在手足，湿流关节，则用薏苡汤（薏苡仁、当归、芍药、桂心、麻黄各一钱，甘草五分，苍术米泔浸炒二钱。上水二钟，姜五片，煎八分，食前服。有汗去麻黄，有热去桂心）；痹在身半以下，用通痹散（天麻、独活、当归、川芎、白术、藁本各等份，上为细末，每服二钱，热酒调下）；痹在遍身、走痛无定，用控涎丹；痹在胸，用瓜蒌薤白半夏汤。

其四，五体痹选方。痹在脉，用人参丸（人参、麦门冬、茯神、赤石脂、龙齿、石菖蒲、远志、黄芪各一两，熟地黄二两，上为末，炼蜜和捣五百杵为丸，梧桐子大。每服三十丸，食远清米饮送下）。痹在筋，用羚羊角散（羚羊角、薄荷、附子、独活、白芍药、防风、川芎各等份，上水盏半，姜三片，煎五分服）。痹在皮，用羌活汤（羌活、细辛、炮附子、沙参、羚羊角、白术、五加皮、生地黄、官桂、炒枳壳、麻黄、白蒺藜、杏仁、丹参、萆薢、五味子、石菖蒲、木通、槟榔、郁李仁、赤茯苓各等分，上水盏半，姜五片，煎七分，不拘时温服）。

其四,六腑痹选方。痹在膀胱，用肾沥汤（麦门冬、五加皮、犀角各一钱，杜仲、桔梗、赤芍药、木通各一钱五分，桑螵蛸一两。上水盏半，加入羊肾一只，去脂膜切细，竹沥少许，同煎一盏，去渣。空心顿服，日再服）。痹在肠，用吴茱萸散（吴茱萸、炮干姜、炙甘草、煨肉豆蔻各五钱，砂仁、神曲、白术各一两，姜汁炒厚朴、陈皮 良姜各一两，上为末，每服一钱，食前米饮下）。

其五,五脏痹选方。肝痹，用人参散（人参、黄芪、酒炒杜仲、炒酸枣仁、茯神、五味子、细辛、熟地黄、川芎、秦艽、羌活各一两，丹砂另研五钱。上为极细末，入丹砂再研匀。每服一钱，不拘时调下，日二服）；脾痹，用温中法曲丸（炒法曲、炒麦芽、白茯苓、陈皮去白、制厚朴、麸炒枳实各一两，人参、制附子、炮干姜、酒洗当归、炙甘草、细辛、桔梗各五钱，吴茱萸三钱，上为细末，炼蜜丸，梧桐子大。每服七八十丸，食前热水送下）；肺痹，用紫苏汤（炒紫苏子、制半夏、陈皮去白皮各一钱，桂心、人参、白术各五分，甘草二分，上水盏半，姜五片，枣二枚，煎七分。不拘时温服）；肾痹，用牛膝酒（牛膝、秦艽、川芎、白茯苓、防己、官桂、独活各二两，五加皮四两，丹参、薏苡仁、炒火麻仁、麦冬、石斛、炒杜仲各一两，制附子、地骨皮、炮干姜各五钱，上咬咀，生绢袋盛之，好酒一斗浸。春秋五日，夏三日，冬十日。每服半盏，空心食前服，日二次）。

（3）惊风

喻昌对惊风的认识在《尚论篇》和《寓意草》中有多处论述。他认为小儿惊风、温病热盛惊风、产妇惊风等虽病证名称不同，但皆属阴虚阳盛，其实质是外感高热抽搐。

①太阳温病误治伤津而惊风

在《尚论篇》"论春温大意并辨叔和四变之妄"中，喻昌论述了太阳病温病误治，津液损伤后出现惊风之证。太阳温病，因感受温热之邪，病证初起便以发热、口渴、不恶寒为特征。温邪入侵人体，逼迫津液外泄，其病不为汗解。温热之邪由表而入，外内皆热，甚则出现多眠、鼻息必鼾、语言难出、小便不利，反映了热盛而神明受扰，津液耗损。若误用汗法、下法、火针等治法，津液更受劫夺，则筋脉失养而出现惊厥、抽搐。惊痫瘛瘲是温病过程中，热入厥阴的外感高热抽搐。

②小儿及产妇惊风

关于小儿惊风，喻昌认为小儿阴不足而阳有余，容易产生内热，热盛则生痰、生风、生惊，所以热、痰、风、惊之病机密切关联。小儿出现头摇口噤、脚挛急、目斜、抽搐、角弓反张等临床表现多因腠理不密，由外感风寒所引起。小儿脏腑气血尚未发育完全，感受风寒容易发热，热盛伤津而出现各种痉搐表现。因此，喻昌认为小儿惊风的实质仍是外感高热。他提醒医者不能将所有小儿惊风皆视为脾气虚引发的慢惊风，而概用人参、黄芪等治疗。若小儿外感风寒，高热引发惊风，而误用补气药，往往导致腠理闭塞，外感热邪难以泄越，对机体伤害更大。喻昌还指出，新产妇人因失血过多，也会出现阴虚阳盛的状态，若此时感受风寒，很容易出现惊风抽搐，其病机与小儿惊风类似。

对于惊风的治疗，喻昌指出当及时祛除热邪、保存津液，甘寒之药最切合病机。同时，他提出了惊风治疗的禁忌：不可用汗法、下法重伤津液；不可用温热壅补之法闭塞腠理；不可用金石重堕之药，引邪深入。

关于小儿惊风的防范及治疗注意事项，喻昌言："所以小儿伤寒，要在三日内即愈为贵，若待其经尽而解，必不能矣。又刚痉无汗、柔痉有汗，小儿刚痉少，柔痉多。人见其汗出不止，神昏不醒，遂名之曰慢惊风，而以参、芪、术、附药闭其腠理，以致邪热不得外越，以为大害。所以凡治小儿之热，但当攻其出表，不当固其入内。仲景原有桂枝法，若舍而不用，从事东垣内伤为治，又误矣。又新产妇人去血过多，阴虚阳盛，故感冒与小儿无别，乃遂相传为产后惊风，尤可笑也。然小儿亦实有惊病，以小儿气怯、神弱，凡卒遇怪异形声，及骤然跌仆，皆生惊怖。其候面青、粪青、多烦、多哭，其神识昏迷，对面撞钟放铳，全然不闻，不比热邪塞窍也。"（《尚论后篇·卷二》）

（4）其他风证

除上述中风、痹病之外，喻昌还论述到其他几类风证，如风痱、风懿、破伤风、疠风、惊风。因其内容较少，合而述于下。

①风懿、风痱

风懿，实际就是风中脏腑，出现突然倒地、昏迷不识人的情形。具体治疗可参照风中脏腑的内容。

风痱为外风侵袭所致，临床表现为四肢迟缓不收，但身体无痛。喻昌根据《内经》和《金匮要略》的观点，认为风痱的病机在外受风邪的同时也兼有内伤不足，临床治疗此病要分辨寒热虚实和病位深浅，具体有三种情形：其一，营卫素虚而风寒邪入侵，治疗代表方如古今录验续命汤；其二，素体虚热内炽而风邪入侵，治疗代表方如《千金》三黄汤；其三，脾肾两虚，风邪已入脏，兼有痹病，治疗代表方用近效白术附子汤。

②破伤风

喻昌指出破伤风由创伤引起，是比较难治的疾病。此病多因跌仆失血过多，或因疮口感染，脓水淋漓未愈合之际，风邪乘虚深入血分。喻昌提示治疗破伤风当根据体质特点：若患者体质壮实，只需根据临床表现，分表、中、里不同层次选用祛风外出的方药；若体质素弱之人、老人、小儿患破伤风，风邪往往容易深入血分，治疗当参照血痹之法，用四物汤加去风药；若患者元气大虚，出现昏迷、四肢厥冷，病情危急者，先服独参汤以固元气，再服星附汤以治虚风。中医外科和军医往往会备制一些治疗破伤风的应急方。这些方剂主要是针对体质壮实者所设，如果受伤之后及时灌药，一般功效敏捷。但若延误治疗，风邪入侵较深，病程较久，这些备急方药就难以奏效了。所以喻昌劝医生，当制备治疗破伤风的应急方药，如和荣汤、急风散、独圣散。

破伤风若未及时治愈，会出现半身不遂、口眼㖞斜、头目眩晕、筋骨时疼等症状，多因血虚血热，夹痰夹火，阻滞经络肌表之间。出现此类症状，往往先已有破伤风的病根，后因感冒风寒，或嗜食陈酒膏粱而助痰火，或因恼怒而导致肝气上逆，内外受邪，风火痰血相兼而发病。若风痰阻滞经络肌表筋骨之间，尚未入于脏腑者，可以同通和荣卫的治法，代表方如和荣汤。此方有补血活血之功，但补而不滞；有健脾燥湿消痰之能，但也不燥；又清热疏风，开经络，通腠理；内固根本，外散病邪；是治疗破伤风的王道之剂，需多服方可见效。

③疠风

疠风即麻风，自古皆为难治之证。喻昌在《医门法律》中论述了疠风的治法和宜忌，但未记载其临床表现。喻昌认为疠风的病机是由于肺热，清肃之令不行，虫毒自皮毛腠理渐入肠胃，而随营卫之气入血脉流散，腐蚀周身。所以，治疗疠风，当以清营卫为主。清营卫则肺气亦清，肺气清则清肃行令，不驱虫而虫自灭。治疗疠风代表方剂，喻昌推荐用易老祛风丸、东坡四神丹。另外喻昌指出，发汗和放血有助于清营卫，因此服药的同时还要经常配合发汗和刺络放血疗法以散毒邪。

对于疠风的治疗，喻昌主张用平和之方药，而反对用毒副作用过大的方药。否则，病未除而正气先伤。例如，大枫子油，虽能杀虫，但过于辛热，容易导致患者眼目失明；硫黄酒，服后容易导致脑血管破裂；醉仙散中因为加有轻粉，服后使人昏醉，毒涎从齿缝渗出，还会导致牙齿脱落。另外，治疗疠风还应顾护脾胃，令营卫化源充足。喻昌指出苦参丸之方药类虽能泻肺杀虫，但因其苦寒太过，容易损伤肠胃，所以也不适合过久服用。在疠风的调养方面，喻昌强调必须要戒色欲、禁口腹。

治疗疠风所选二方如下：

祛风丸（易老方）药物组成有：黄芪、枳壳、防风、芍药、枸杞、甘草、地骨皮、生地黄、熟地黄各等份，蜜丸。

四神丹（东坡方）药物组成有：羌活、玄参、当归、生地黄各等份。或煎，或丸服。

3. 热湿暑病证

喻昌认为一年当中春分到秋分的时间段，热、湿、暑三气常合行，熏蒸天地之间，太过则风气来复，因而出现时蒸时风的气候特征。这一时间段的病症也体现出热、湿、暑三气交病的特点。三气交病可以诱发疮疡、疟疾、痢疾、黄疸、肿满、消渴、痿厥等很多病证，其病机要点主要是湿热合邪或风湿合邪。然而，由于热、湿、暑、风的兼杂情况不同，湿、热、风所占比例的多少不等，患者体质禀赋不一，导致三气交病的临床表现很复杂。喻昌说三气交病的病证种类非常繁多，难以一一列举，"但有一端为时令所乘，即当推三气主病"（《医门法律·卷四·热湿暑三气门》）。他选痉病作为热邪发病的代表病证，风湿作为湿邪发病的代表病证，中暑作为暑邪发病的代表病证，演绎了三气交病的理法方药。

（1）痉病

痉病以身体整体或局部的强直痉挛为特征。《医门法律·卷四·痉病论》说："夫痉者，强也。"其临床表现如身体强、项背强几几、角弓反张、脚挛急、断齿、腰折瘛疭、独头动摇等。喻昌将痉病分为阴痉、阳痉，阴痉患者多有阳气不足，阳痉则多为热邪所致。

①痉病的病因病机

其一,六淫之邪皆可致痉。

痉病的病因有多种情况,喻昌归纳说:"或因外感六淫,或因发汗过多,或因疮家误汗,或因风病误下,或因灸后火炽,或因阴血素亏,或因阳气素弱,各各不同"。(《医门法律·卷四》)

历代对于痉病的病因病机认识也不一。《素问》病机十九条讲"诸痉项强,皆属于湿",认为痉病的病机要点在于湿邪阻滞,筋脉失养。孙思邈则认为太阳中风,重感寒湿而变为痉病,将风、寒、湿视为其主要病因。《金匮要略·痉湿暍》篇又认为,热、暑、湿三邪也能导致痉病;然而讲柔痉、刚痉则又以风寒为主要病因;另外还谈到发汗过多也容易引发痉病。他说:"妄下损阴,则筋失养而成痉。妄汗损阳,则脉失养而拘急矣。"(《医门法律·卷四·热湿暑三气门》)

喻昌综合各家之说,提出六淫之邪皆可导致痉病。痉病常发生在外感病过程中,其病机主要是六淫之邪阻滞筋脉,或是高热伤津致筋脉失养,或是过汗亡阳筋脉失柔。

其二,痉病多兼阳气不足。

喻昌认为痉病患者多有阳气不足之内因。《素问·生气通天论》曰:"阳气者精则养神,柔则养筋。"说明在阳气的温养下,筋脉才会柔和舒缓。

喻昌根据《伤寒杂病论》中的太阳病脉见沉细、沉迟之时多出现痉病的例子,说明阳气不足或阳气受损,都会导致筋脉失养而出现痉病。沉细之脉反映出素体阳气不足,沉迟则表示营血受寒邪损失而运行迟缓。伤寒太阳病见脉沉细者,因素体阳气不足,又兼寒邪阻滞,筋脉失于温养而出现痉病。太阳伤寒病,身体强几几然,脉反沉迟者,因营血中的阳气受寒邪损伤而运行迟缓,筋脉失养而为痉病。可见,喻昌重视阳气对于筋脉的温养作用,强调痉病多兼阳气不足。

其三,三阴三阳皆有痉病。

《金匮要略》谈痉病只以太阳病为例,后世许多医家便误认为痉病就是风寒湿邪侵袭太阳经。足太阳膀胱经行于人体后背部,因而当临床出现颈项强、背反张等表现时,许多人喜欢盲目套用张仲景的葛根汤和桂枝加葛根汤二方,不加辨证的使用,致收效甚微。

喻昌指出六经皆可致痉,非止太阳一经会出现痉病。《医门法律·卷四·痉病论》说:"不思外感六淫之邪,由太阳而传六经,乃自然之行度,邪不尽传即不已,故三阳三阴皆足致痉。"他引用王好古的观点加以说明,但也指出王好古认为少阴、厥阴无痉病的理论有不妥之处。

背反张属太阳之痉。项背强几几为太阳经传阳明经之痉。单侧的眼睛或左或右斜视,单侧的一手或一足搐搦,颈项强为少阳之痉。发热,脉沉细,腹痛属太阴之痉。对于少阴、厥阴之痉病,很少有医家明确论述。喻昌指出,《灵枢》言足少阴之经筋,循脊内侠膂,上至顶与足太阳经合,因而少阴经之痉病以不能仰、痫瘛为特征。而厥阴之痉《伤寒论》中未明确描述,喻昌分析说痉病传入少阴、厥阴多为死证,因而未述具体表现,但临床肯定有相应的证候,只能以预防为主。

喻昌还以太阳之痉为三阳经痉病之代表,少阴之痉病为三阴经之代表。他说:"仲景之以头强脊强不能俯者,指为太阳之痉,原以该三阳也。而其以身蜷足蜷不能仰者,指为少阴之痉,以该三阴。"(《医门法律·卷四·痉病论》)

②痉病之脉象

喻昌指出痉病脉象以强硬不柔和为特点,同时还多兼夹沉、紧、弦、迟、细等阴脉。痉病严重者,也会出现阴脉似阳的脉象表现。

《医门法律·卷四·痉脉论》说:"痉证异于常证,痉脉必异于常脉,是故体强其脉亦强,求其柔软和缓,必不可得。况强脉恒杂于阴脉之内,所以沉弦沉紧，邪深脉锢，难于亟夺。"所以沉紧、沉弦是痉病的典型脉象，是邪气深踞体内之表现。

喻昌还根据临床痉病脉象的兼夹情况，进一步推断患者体质和证候的不同。痉病出现沉细脉，说明肾中真阳不足，治疗时当顾护阳气。痉病出现沉迟脉，说明寒邪伤及营血，营血不足以充养筋脉而成痉病。若痉病脉象出现上下坚直而行，按之弦紧，说明邪气坚实深固，已经阻滞足太阳膀胱经和督脉，此时容易出现"大人癫、小儿痫"等顽重病症。痉病若误汗亡阳，脉象变为屈曲如蛇行之状，是真阳外脱，被湿邪包裹之象。

喻昌还总结说："少阴所藏者精，所宅者神。精者，阴也，神者，阳也。凡见微脉即阳之微，见细脉即阴之细，微则易于亡阳，细则易于亡阴，此其所以难治也"（《医门法律·卷四·痉脉论》）。所以，痉病见细脉当防止过汗亡阴，见微脉当防止亡阳。另外，痉病出现脉上下坚直而行的情况，正是喻昌所说阴脉似阳之象。因为阳狂证也会出现直上直下之脉象，但鉴别点在于阳狂证的脉象按之无沉弦之象。

③痉病之治疗

总结喻昌对痉病的治疗，主要有四种治法：发表散邪法、养阴和筋法、温阳舒筋法、清热救阴法。

第一，发表散邪法。

虽说外感六淫皆可致痉病，但临床却以湿热或风寒为多见。治疗外感风寒阻滞筋脉之痉病，喻昌提倡用发表散邪法。此类痉病以外邪为主，病位在三阳之表，治疗当发散，以葛根汤为代表方。

葛根汤的作用是发汗解表，合解太阳、阳明两经之风寒邪气。《金匮要略》云："太阳病无汗，而小便反少，气上冲胸，口噤不得语，欲作刚痉，葛根汤主之。"《伤寒论》太阳篇中，项背强几几，无汗恶风，也用葛根汤。说明葛根汤主治太阳、阳明两经之痉病。此证因太阳、阳明两经有热，影响到胸中的心肺二脏，肺伤则金失清肃，水道不行，所以出现小便少，津液不布而无汗。阳明之筋脉，内连胃口，外行胸中，过人迎环口。因此，阳明经有热，则筋脉牵引拘急，口噤不得语。可见，刚痉无汗是因外邪闭阻筋脉所致，治疗当发汗解表，宣导内郁之湿邪，令津液通达，筋脉得养而强直自舒。

第二，养阴和筋法。

无论是阴津不足，还是营血亏虚都会导致筋脉失养而出现痉病。治疗此类痉病当用养阴和筋法，包括养津、补血等方法，具体运用视临床需要而定。

对于外感湿热邪气导致的痉病，虽然病位也在三阳之表，但湿热容易损伤阴津，治疗不可单纯发汗解表，以免重伤津液。治疗湿热在表之痉病，喻昌提倡用养津和筋法，代表方剂是瓜蒌桂枝汤。

《金匮要略》中记载："太阳病，其证备，身体强，几几然，脉反沉迟，此为痉，瓜蒌桂枝汤主之。"可见瓜蒌桂枝汤治疗的痉病，以脉沉迟为特点。喻昌分析说，沉迟之脉象"虽亦阳证阴脉，而迟与微细，大有不同。迟乃太阳荣血之阴受病，故脉之朝于寸口者，其来迟迟，是荣血不能充养筋脉而成痉。但取益阴生津，以和筋脉，而不与少阴同法矣"。（《医门法律·卷四·痉脉论》）说明沉迟脉反映了营血受伤，治疗当注意顾护阴津。

瓜蒌桂枝汤是用天花粉代替葛根汤中的葛根。二方的区别就在此二味之变化，其底方皆是桂枝汤。桂枝汤可以调营卫、和阴阳而解肌表之外邪。葛根的功效主要是发汗解肌；而天花粉味苦入阴，擅长去热生津。因此，用天花粉代替葛根，加上桂枝汤，其治法由表法变为和法。所以，对于湿热阻滞三阳之表，而阴津损伤的患者，宜用以瓜蒌桂枝汤为代表方的养津和筋法。

第三，温阳舒筋法。

重视阳气在温养筋脉中的作用是喻昌的学术特色之一。邪气入侵三阴之里，而出现痉病，脉象多显沉弦之象，喻昌主张"当用温以救其阳也"（《医门法律·卷四·痉脉论》）。或是邪气在太阳之表而患者素体阳虚，脉见沉细之象，也当用温阳舒筋之法，代表方如麻黄附子细辛汤。

《金匮要略》云："太阳病发热，脉沉而细，名曰痉，为难治。"可见虽然邪在太阳之表，但患者阳虚，脉沉细，说明少阴肾中真阳不足，阳气不能温养筋脉，因而成痉病。喻昌提出当用麻黄附子细辛汤，温阳以舒筋。此证若仅见痉病而误用葛根汤或瓜蒌桂枝汤等治疗邪气在表之方剂，则"立铲孤阳之根，真不治矣"。（《医门法律·卷四·痉脉论》）

另外，对于厥阴、太阴、少阴病出现腹胀满等内显拘急之证，而脉又出现沉弦之象，说明是阳气虚，不能柔养筋脉，治疗当以温阳救急为主。

第四，清热救阴法。

清热救阴法适合于热邪伤津，筋脉失养所致之阳痉。此法包括清解之法和下法。

虽然说痉病可因误汗伤阳、误下伤阴而起，但对于湿热所致痉病，有时又不得不用下法以急下存阴。喻昌以《金匮要略》中大承气汤治疗痉病急证为例进行说明。但是他同时指出，张仲景对于痉病的治疗"且云可与大承气汤，其意甚微。见身内之阴，为外热所耗，容有不得不下之证，但十中不得一二，终非可训之定法"。（《医门法律·卷四·热湿暑三气门》）《金匮要略》云："痉为病，胸满，口噤，卧不着席，脚挛急，必断齿，可与大承气汤。"此证里热极深极重，充斥上、中、下三焦，热极伤阴，筋脉失于濡润而出现拘急痉挛表现。由于阴血消耗严重，必须急用大承气汤，釜底抽薪，泻热以急救其阴津。喻昌指出张仲景用大承气汤急下存阴是死里求生之法，不可当做治疗痉病的常规方法。

④痉病治疗宜忌

在治疗禁忌方面，喻昌主要强调痉病必须保护阴津和阳气，汗、下之法虽可用，但不可误用。治疗痉病当辨病因，明经络，分阴阳。妇人产后及小儿痉病不可妄用镇惊药。

其一，痉病误汗易致亡阳。

对于发汗导致痉病的机理，一般多解释为汗伤阴津，筋脉失养。《伤寒论》有少阴证误汗，必动其血，为下厥上竭，亡阴而难治。喻昌则认为痉病本有阳气不足之内因，若误汗易致亡阳，脉象如蛇行之状。

喻昌关于痉病误汗亡阳之解释也有独到之见。他认为，痉病亡阳，多发生于素体阳虚之人，阳虚则易招感外湿。所以，寒湿邪气外阻筋脉，而内之真阳不足者，出现痉病当禁用汗法。若误汗则真阳外脱，脱处之虚阳散入肌肤，被体表寒湿邪气包裹，寒湿淹灭真阳，即会危及生命。

其二，治痉须辨病因、经络、阴阳。

喻昌指出因为痉病的病因有外感、内伤、失治、误治等多种途径，凡阳气受损，或津液不足都会令筋脉失养而导致痉病。所以，临床治疗痉病一定要辨明病因，各种病因下出现的痉病治法不同。

因为六经皆有痉病，所以临床治疗痉病还须考虑药物归经的问题。另外，痉病的坏证有亡阴、亡阳两类。亡阴，是由于精血津液素亏，不能荣养其筋脉，治疗宜急救其阴也。亡阳，是因为阳气素薄，不能充养以柔筋脉，治疗宜急救其阳。因此，临床治疗痉病必须分辨是阴津不足，还是阳气亏虚。喻昌说："阴已亏而复补其阳，则阴立尽；阳已薄而复补其阴，则阳立尽"。(《医门法律·卷四·律十一条》)

其三，小儿及产后痉病禁用镇惊药。

喻昌认为大家所说的小儿惊风，其实多是小儿外感发热过程中出现的痉病。治疗当遵循外感病辨证规律，循经论治。若不及时治疗外感，反而用金石重坠镇惊药，反而引邪内陷脏腑，难以救治。

妇人产后惊风，也属于痉病。其实是因为产后血室空虚，多汗而卫气不固，容易感受外邪所致。其发病机理与小儿痉病相似。治疗以养血祛风为贵，不可妄用镇惊药。

⑤痉病常备方药

喻昌在"三气门方"中列举了痉病常用方剂，现按照上述发表散邪法、养津和筋法、温阳舒筋法、清热救阴法等治法分四类将方名录于下：

第一类发表散邪方，代表方剂有葛根汤、麻黄加独活防风汤、海藏神术汤、海藏桂枝汤、海藏桂枝加川芎防风汤、海藏柴胡加防风汤、海藏愈风汤。

第二类养阴和筋方，代表方剂有瓜蒌根桂枝汤、海藏防风当归汤。

第三类温阳舒筋方，代表方剂有海藏白术汤、海藏八物白术散、海藏桂枝加芍药防风防己汤、海藏附子散、海藏桂心白术汤。海藏白术汤加药法如下：若发热引饮者，加黄芩、甘草；若头疼恶风者，加羌活散；若身热目痛者，加石膏汤；腹中痛者，加芍药汤；往来寒热而呕者，加柴胡散；心下痞者，加枳实一钱；若有里证，加大黄一钱。

第四类清热救阴方，代表方剂有大承气汤方、羚羊角散、麦门冬散、石膏散、牛黄散。

（2）热病

热病指以火热为病机要点的病证。喻昌结合《内经》病机十九条中的火热病机，以及刘完素《素问病机原病式》中关于热病病机的论述，提出了自己对热病的见解。

①热病的临床表现

喻昌总结了《内经》和刘完素的观点，指出热病的临床表现非常多，如喘呕吐酸、暴注下迫、转筋、小便混浊、腹胀大、鼓之有声或如鼓、痈疰痃疹、瘤气结核、吐下霍乱、瞀郁肿胀、鼻塞鼽衄、血溢血泄、淋闷、身热恶寒、战栗惊惑、悲笑谵妄、衄蔑血污，皆属于热。

②杂病恶寒属内热

喻昌特地指出"杂病恶寒者，乃热甚于内也"（《医门法律·卷四》），提醒大家对于恶寒的临床表现当区分外感和内伤。外感病恶寒是因邪气在表，阻遏了卫气的布散，肌表失于温煦。内伤杂病出现恶寒，则多因内热过甚，壅闭气机，出现阴阳割据的真热假寒证，正所谓热深厥深。例如《内经》病机十九条"诸噤鼓栗，如丧神守，皆属于火"。刘完素也认为，病热甚而反觉其寒，此为病热，实非寒也。

③内伤发热的不同类型

发热是热病的典型症状，但不是必见症状。喻昌指出内伤杂病发热有虚实之分。他归纳了历代各家观点，进一步将发热的病机总结为七个主要方面：第一，五脏实热。如果生活起居、饮食五味调摄不当，五脏有余之气化火，而成五脏实热证。临床表现为能食而热、口舌干燥、大便难。第二，阴虚发热。由于精神外驰，嗜欲无节，阴精耗散，阳气无所依附，浮散于肌表之间而出现烦热恶热。此即朱丹溪所为阴虚而相火妄动。相火妄动四季皆可发生，但在春夏之际，热、湿、暑交合的季节更容易出现。第三，血虚发热。血虚发燥，阴血不能周养全身，临床可出现发热恶热、大渴不止、烦躁肌热、不欲近衣、脉洪大按之无力，或目痛鼻干。此证不可误认为是白虎汤证。第四，气虚发热。临床表现为不能食而热，自汗短气。第五，湿热相搏。在夏季湿热交蒸的季节，患者容易出现烦躁闷乱、四肢发热，或身体沉重、走注疼痛。此多因湿热相搏，郁而化热。第六，火郁发热。若脾胃虚弱，又过食冷物，阳气抑遏于脾土之中，出现火郁之病。第七，阳虚发热。若右肾命门火衰，真阳脱出，出现上热下寒之证，属真寒假热。

此外，喻昌还根据患者形体的胖瘦推断其热病的成因。他指出肥人之热，多因饮食肥甘厚腻太过，食积化热；瘦削之人，多因津液亏虚，阴虚生内热。所以治疗肥肉之热当泻其有余，治疗瘦人之热当滋阴降火。

④内伤热证的治疗

对于上述七种不同类型的热证，喻昌也提出了相应的治法。五脏实热证，当泻有余之火，多用苦寒之味，可以根据不同脏腑选择相应的药物。气虚发热，当用李东垣甘温除热法。阴虚阳亢，相火妄动之证，当用咸寒之剂，养阴清热，壮水之主以制阳光。血虚燥热，当用甘寒补血之剂，以当归补血汤为代表方。若命门火衰，虚阳上脱，真寒假热之证，当用附子、干姜等温热之剂回阳固脱。对于脾胃虚寒，火郁发热之证，当用李东垣升阳散火之法。

另外，对于六腑实热证，喻昌认为其临床多表现为腹胀不通，口舌生疮，可仿生姜泻心汤之辛开苦降法治疗。

⑤热病备选方剂

喻昌在三气门方中列举了多首热病备选方剂。下面按治疗实热和治疗虚热的两类方剂分别归类：其一，泻实热代表方剂有人参泻肺汤、天门冬散、半夏汤、赤茯苓汤、利膈散、碧雪、消毒犀角饮、牛黄膏。其二，清虚热代表方剂有龙脑鸡苏丸、地黄煎、四物二连汤、四顺清凉饮子、杨氏秦艽扶羸汤、《局方》当归补血汤。

（3）湿病

喻昌所谓湿病其实是以湿邪为主要病机的各类病证。从病性来分，湿病包括风湿、寒湿、湿热等不同类型。从病位来看，又有湿邪犯上、中、下三焦的不同症状。从感邪途径来看，有内伤和外感之不同。喻昌在本篇主要论述了风湿、湿热、中湿的证治。

①风湿、中湿

风湿主要是风邪与湿邪相合侵袭体表，临床以肌肉疼痛为特点。因病位在表，治疗当用微汗除湿之法，若阳虚则用辛温助阳除湿法。这在学术思想部分的"风湿论"中已有详论，在此从略。

中湿与中风相似，脉象沉涩或沉细。因患者素体阳虚，脾失健运，积痰过多，偶因感受时令之湿热，触动体内停痰而发病。临床多表现为心胸涎壅，口眼㖞斜，半身不遂，昏迷不知人。其治疗关键在于回阳胜湿。若误当做中风治疗，则脾气立亏，反令病情危重。治疗中湿当以附子为主药。在表之湿，若可用汗法者，用附子合桂枝汤以助阳驱湿。在里之湿，若可下者，用附子合细辛、大黄以温下除湿。在中之湿，则用附子合白术以温中燥脾。

②湿热

湿邪过盛，壅而化热，成湿热交结，此为湿热病的基本病机。喻昌秉承《内经》之旨，认为湿为阴邪，多从下受，易伤太阴脾土，易流注关节。但他皆以《内经》"湿上甚而为热"之说加以发挥，认为湿邪过盛容易转化为湿热。若湿气过盛，下受之湿邪从阴经传至三阳经，上达头面胸部之间，湿邪在上焦阳气的作用下，从阳化热，变为湿热之邪。湿热证在夏季最为多见，因为夏季之暑气其实是地之湿气与天之热气相合而成，若感受暑邪更易助长体内之湿热。

湿热的证候特点，因部位而不同。喻昌指出湿热是湿邪过盛，自下而上传变形成的。所以，湿热的临床表现病位也比较广泛，但重点偏于上焦。感受湿热之邪后，多会出现头面赤肿、疮疖丛生。湿邪容易蒙蔽清阳，而出现头昏沉如裹。湿邪侵犯中焦，而出现胸膈痞满、霍乱吐泻。湿邪侵犯肌肤，而出现肉肿如泥，按之凹陷不起。湿邪侵犯筋脉，而出现躯体拘挛或痿弱无力。体内之湿热还容易成为各种传染病的内应，所以喻昌说："疫邪窃据，其由来自非一日矣。"（《医门法律·卷四》）说明湿热长期居留体内者容易患各种传染病。

上焦之湿热也有轻重之分。轻者仅表现为发热面赤，头痛鼻塞，气喘心烦。重者出现身热足寒，时而头热，面赤目赤。头热面赤目赤，是湿热上甚的表现。足寒，是因为湿热上甚，阳气壅堵于上，不能下通于阴位所致。另外，湿热壅滞，气机不行，膀胱气化不利，容易出现小便不利的症状。湿热过盛，还会出现四肢肿胀疼痛的症状。因为湿热交蒸，邪气渐盛，正气渐衰，阳气受损，气机不得宣通，水湿停留于四肢，而出现关节肿痛。临床以膝关节肿疼为多见。

喻昌对湿热的治疗颇有心得。他认为"大抵治法，宜理脾清热，利小便为上"（《医门法律·卷四》），但具体治疗又当灵活变通。归纳喻昌治疗湿热的思想，主要有以下几种思路：

第一，清热利尿法。

小便短赤不利是湿热证的常见症状，临床也将清热利尿作为清除湿热的主要途径。因此，对于一般的湿热证，多用清热利湿法，使湿热随小便排出体外。正所谓"治湿不利小便，非其治也"。其代表方剂，如刘完素主张的葶苈木香送服神芎丸，也可选择桂苓甘露饮加木香、葶苈、木通等方药治疗。

第二，搐鼻宣利法。

对于湿热在上焦之轻证，可用搐鼻法宣通湿热。邪在上焦，而无里证，患者出现发热面赤而喘，头痛鼻塞而烦。所谓搐鼻法，是用瓜蒂等药，纳入鼻中，刺激患者鼻黏膜，使之打喷嚏，令黄水随鼻涕排出，即可搐去湿热。喻昌解释说："以鼻窍为脑之门户，故即从鼻中行其宣利之法，乃最神最捷之法也。"（《医门法律·卷四》）

第三，前后分消法。

对于湿热严重，而以里证为主，病情危急的患者，当用前后分消法，使湿热从前后二阴排出。前后分消法，其实属于下法。但要注意，下法仅为权宜之计，不可轻用。对于湿热过盛之危重证候，又不得不用下法以救急。喻昌提示，此时用下法必须"以温药下之"，以防苦寒泻下药损伤阳气。

第四，分解表里法。

若湿热弥漫表里，治疗当表里兼治，代表方剂如麻黄白术汤。《金匮要略》言：湿家身烦疼，可与麻黄汤，发其汗为宜，慎不可以火攻之。喻昌认为，身烦属热，身疼属湿。此方用麻黄取微汗以散表热，用白术健脾以行里湿。白术可以制约麻黄，不令发汗太过；麻黄配伍白术，又可以行表里之湿，下通水道。《伤寒论》中用麻黄连翘赤小豆汤治疗误汗发黄，也是分解表里湿热之法。

第五，助阳祛湿法。

阳气素虚之人，即使夏季感受湿热之邪，也会从阴化寒，而表现出寒湿的特点。对于此类病证当用助阳祛湿法，代表方如桂枝附子汤、白术附子汤、甘草附子汤等。《伤寒论》云：伤寒八九日，风湿相搏，身体疼烦，不能自转侧，不呕不渴，脉浮虚而涩者，桂枝附子汤主之。若大便坚，小便自利者，去桂加白术汤主之。方中用桂枝、附子是为了温经助阳，固护表里，以祛其湿。白术、附子相配伍，也可以并走皮中，逐水气。喻昌说，无论是风湿还是湿热，只要患者阳虚，都应该用助阳祛湿法。

③湿病治疗宜忌

喻昌对于湿病的治疗提出了三条训诫，值得临床借鉴。

其一，湿病是否当发汗。

湿病是否能发汗，当辨证对待。湿病一般禁用发汗法，因为感受湿邪的人，本身就多汗，若更发其汗，恐有亡阳之变。对于夏季之湿温证，如果误用发汗法，使津液损伤更加严重，容易出现中暑。但在某些情况下，湿病的治疗又必须用发汗法方能起效。如风湿在表，郁遏阳气者，不及时用微汗除湿之法，反会贻误病情。对于久冒风凉，恣食生冷，或汗出洗浴，导致寒湿遏抑阳气者，如果不用微汗除湿法，病情难以好转。《内经》也谈到，如果夏季感受暑湿邪气，而汗出不畅者，至秋季变为风疟，也是一样的道理。所以，对于湿病是否当发汗，临证当细加辨别。

其二，湿病是否能利小便。

虽说治湿当利小便，但不可一概而论。小便不利分阳虚、阳实两种情况：阳实者，小便色赤而痛，治疗当利其小便，使上焦遏郁之阳气通畅，湿热从膀胱而出。阳虚者，小便色白，点滴不畅，而且多汗，是由于肾阳虚，气化不及州都所致，治疗千万不可用利尿药。真阳素虚之人，若利其小便，则有亡阳的危险。喻昌说："此法所不禁中之大禁也"。（《医门法律·卷四·律十一条》）因为利水伤津，真阳无水维附，顷刻阴阳脱离而危及生命。总之，喻昌认为湿热证当清热利尿，而湿病阳虚者禁用利尿法。

其三，中湿当固护阳气。

中湿是因素体痰湿偏盛，又冒触时令之湿热，而出现类似中风的证候表现。喻昌指出"凡治中湿危笃之候，即当固护其阳。若以风药胜湿，是为操刃。即以温药理脾，亦为待毙，医之罪也"（《医门法律·卷四·律十一条》）。他解释说，人身阳气盛则轻健矫捷，湿浊盛则身体重着，甚至身重如山，百脉痛楚，不能转侧。中湿者出现类似中风之身重难动，即是痰湿阻滞筋脉，阳气不足的表现。治疗不可用羌活、防风、枳实、厚朴、栀子、橘皮等药，以防耗散阳气；也不可用槟榔、滑石、舟车丸等导水峻利之法。

至于喻昌总结的湿病备选方药，根据其对湿病治法的思想，可分为如下几类：微汗除湿方、温阳胜湿方、分解表里方、清热利湿方、前后分消方、理脾燥湿方。微汗除湿代表方剂有《金匮》麻黄白术汤、《金匮》防己黄芪汤、活人败毒散、羌活胜湿汤。温阳胜湿代表方剂有桂枝附子汤、白术附子汤、《金匮》甘草附子汤。分解表里代表方剂有《金匮》麻黄杏子薏苡甘草汤方、《和剂》五积散。清热利湿代表方剂有清热渗湿汤、二术四苓汤、桂苓甘露饮。前后分消代表方剂有续随子丸。理脾燥湿代表方剂有除湿汤、白术酒。

（4）中暑

中暑又称中暍。中暑有不同的情形，喻昌认为当辨外感、内伤之异，分患者体质之殊，视湿、热之轻重，兼气、津之存亡等。暑病以脉虚为特征，表现为弦、细、芤、迟、微、弱等脉象。

①中暑的辨证

其一，中暑当辨外感、内伤。

关于中暑的成因，古代有的医家喜欢用动、静来区分，把动而得之者称为中热，静而得之者称为中暑。喻昌则认为，动静其实指中暑的感邪途径，分为外感、内伤两途。静而得之，是因夏天避暑贪凉，感受阴湿风露，或被生冷瓜果所伤。这就是人们常说的阴暑，指夏季感受寒邪而致病。动而得之，是因日中劳役，冒触暑热而得之病。所以喻昌指出，劳苦之人和安养之人，夏天感受寒邪和暑邪的途径不同。劳苦之人，凌寒触暑，其寒暑病多由外感而来。安养之人，多由于饮食房劳等因素内伤正气，从而招寒引暑。由于膏粱之人和藜藿之人，生活方式不同，感邪途径各异，在中暑的治疗上要区别对待。

其二，中暑当视形体胖瘦。

不同体质的人中暑后，临床表现和治疗方法也不同。喻昌指出"体中多湿之人，最易中暑，两相感召故也"。(《医门法律·卷四》)肥胖人多痰湿，体内的湿邪被外界的暑热蒸动，阻滞气机而令人昏厥，所以胖人容易中暑。胖人要想预防中暑，就必须先清利体内的湿热。喻昌说"不能避身之湿，即不能避天之暑也"。他认为可以用益元散清热利湿，作为胖人夏天解暑之剂。但是，也有一些肥胖之人，素体中焦阳气不足，中暑之后多夹虚寒，容易出现霍乱、吐泻、冷汗、四肢逆冷等临床表现。这种中焦痰湿夹虚寒之证，不可再用益元散清利解暑。喻昌认为，肥白内虚之人，勿论中暑与否，宜频补气去湿的方剂，如李东垣清暑益气汤或人参黄芪汤。另外，瘦人多阴虚，容易被暑热耗伤津液，所以瘦人中暑之后，宜用生脉散益气生津，不可用益元散利水伤阴。

②中暑的治则

其一，清暑宜用甘寒之剂。

喻昌认为暑邪伤人的特点，须综合分析。从外邪来看，重点在于湿、热、寒三方面。从患者体质来看，有阴虚津少、阳虚痰湿之不同。暑邪伤人，既伤阴津，又伤阳气。喻昌言："夏月人身之阳，以汗而外泄。人身之阴，以热而内耗。阴阳两俱不足"。(《医门法律·卷四》) 所以，张仲景指出中暑禁用汗、下、温针等疗法，因为发汗易伤卫阳，泻下易伤阴津，温针易引火热内攻。喻昌又根据《灵枢》的思想，指出阴阳俱不足之证，补法、泻法皆当慎用。补阳则阴竭，泻阴则阳亡。所以，清解暑热宜用平治之法，不可过用甘温，或过用苦寒。总体来说，治暑宜用甘寒之药，生津保肺、固阳益阴为主治。

其二，暑病无汗必须解表。

但对于暑病是否能发汗，喻昌认为必须辨证。《素问·热论》曰："暑当与汗皆出，勿止。"指出夏天出汗，有利于暑邪外泄，固闭汗孔会酿生病患。于是喻昌提出，中暑而无汗者，必以得汗为正。中暑一般多汗，无汗者，常因水湿或风寒闭阻汗孔，治疗宜先散外邪，汗出后，再清其内邪。若不先从外解，反清其内，容易导致疟疾、痢疾等病证，贻害无穷。所以，暑病无汗，而一味清其内热，不解除体表阳气的郁闭，这是医生的过错。

其三，治疗中暑必兼治湿。

暑必夹湿，暑邪其实是对夏季湿热交蒸状态的描述。若无湿而天气干热，则不能称为暑。所以喻昌说："凡治中暑病，不兼治其湿者，医之过也。"（《医门法律·卷四》）当然也这要分体质而论，肥人多湿，患暑病者多；瘦人多火，即患病热者多。

其四，中暑切忌妄行温补。

治中暑，若妄行温补，令暑邪深入，会迫血妄行。暑邪容易伤气，稍微中暑就会出现短气、乏力等类似虚弱的表现，宜用清暑益气法治疗。没有经验的医生，见患者之虚而误用温补之法，往往导致暑邪深入血分，而成衄血、血痢等病症。热邪一旦深入血分，即使到隆冬大寒，也漫无解期。所以，暑热中人而误用温补之药，其害无穷。

③中暑治法及代表方剂

喻昌指出，暑病的治疗先分阴证、阳证。劳役冒暑之阳证，宜用清凉解暑法；深居避暑，风凉生冷抑制遏阳气之阴证，无汗者当宣阳透表，吐泻者当和解安中。对于中暑湿热证的治疗，喻昌主张重点考虑四个方面：去湿、清热、益气、生津。他将白虎加人参汤作为清热治暑剂的代表方，瓜蒂汤为导湿消暑剂的代表方。他说："见无形之热伤其肺金，则用白虎加人参汤救之。有形之湿，伤其肺金，则用瓜蒂汤救之，各有所主也。"（《医门法律·卷四·热湿暑三气门》）

第一，清暑益气法。

白虎加人参汤，治疗暑热炎上，灼伤肺津，耗散肺气之证。《金匮要略》云："太阳中热者，暍是也。其人汗出恶寒，身热而渴，白虎加人参汤主之。"恶寒是卫气虚的表现；身热而渴，是火热犯肺的表现。喻昌认为此方是后世清暑益气方剂之祖，如孙思邈之生脉散、李东垣之清暑益气汤等皆属此类。喻昌所选清暑益气备用方剂有《金匮》白虎加人参汤、清暑益气汤（东垣方）、人参益气汤（东垣）、生脉散、竹叶石膏汤、水葫芦丸。

第二，导湿消暑法。

瓜蒂汤是治疗上焦湿热，肺失清肃的代表方剂。《金匮要略》云："太阳中暍，身疼重而脉微弱，此以夏月伤冷水，水行皮中所致，一物瓜蒂汤主之。"水行皮肤间，多由于夏月伤水所致，或因过饮冷水，或因汗出洗浴冷水。夏季湿热伤肺金，肺外合皮毛，因而湿邪也会外渍于皮肤之间，水湿郁遏阳气，因而出现身疼重。喻昌主张用瓜蒂汤"搐"去胸中之水，或吐或泻，湿邪得泻，肺气得以宣通，皮肤间的水湿邪气自然下行。"搐"之本义为抽动，此处指涌吐法。喻昌说："搐中有宣泄之义，汗如其故，不复水渍皮间矣。"（《医门法律·卷四·热湿暑三气门》）瓜蒂散是专门清导上焦湿热的方剂。另外，五苓散、刘河间的通苓散、张子和的桂苓甘露饮，也属于导湿消暑的方剂，导湿邪从小便而出。喻昌所选导湿消暑备用方剂有《金匮》瓜蒂汤、《宣明》桂苓甘露饮、桂苓丸、五苓散（加人参一钱名春泽汤）、辰砂五苓散、益元散（即天水散）、通苓散、三黄石膏汤、白虎加苍术汤。

第三，透表宣阳法。

若夏季乘凉饮冷，寒湿遏抑阳气，出现无汗、头昏、身体重痛等表证，须用透表宣阳法。代表方剂是香薷饮，由香薷、扁豆、厚朴组成，具有散寒化湿之功效。若外伤寒湿，内有伏热者，在透表宣阳的同时，还兼清利内热。代表方剂如枇杷叶散，有香薷、枇杷叶、丁香、白茅根等香辛之药，宣阳透表，又安胃和中，利湿清暑。也可以用香薷饮加减，热盛则去扁豆，加黄连治其心火；湿盛则去黄连，加茯苓、甘草，治其脾湿。喻昌所选透表宣阳备用方剂有香薷饮、五物香薷饮、黄连香薷饮。

第四，和解温中法。

暑湿之邪容易干犯胃肠道，引起腹痛、腹泻、呕吐等症状，此时治疗宜安中和胃，若寒湿严重者稍加温药则效果更佳。代表方剂如消暑丸，由半夏、茯苓、甘草组成。严重者，可用大顺散、冷香饮子等。夏季感冒，胃肠道症状较为常见，与湿邪伤脾犯胃有关。治疗暑病的方剂多具有化湿和中之功效，因此喻昌说："消暑在消其湿。"（《医门法律·卷四·热湿暑三气门》）喻昌所选和解温中备用方剂有缩脾饮、大顺散、冷香饮子、却暑散、消暑丸、枇杷叶散、香薷丸、酒煮黄连丸。

第五，补虚去浊法。

暑邪容易耗气，无论是热偏盛，还是湿偏盛，治疗暑病的方剂均常加补气药以扶正祛邪。如张子和之桂苓甘露饮，用人参、葛根、甘草、藿香、木香，补虚又兼去浊。十味香薷饮，是在《太平惠民和剂局方》五味香薷饮中，增人参、黄芪、白术、陈皮、木瓜，补气以去湿热。李东垣清暑益气汤、人参黄芪汤，是补中实卫以去湿热。又如，用五苓散去湿，而加人参补气等。喻昌所选补虚去浊备用方剂有黄芪人参汤、十味香薷饮、子和桂苓甘露饮、六和汤。

（5）暑风

中暑出现猝倒昏迷者，名为暑风，其病机和治法又与一般中暑稍异。

①暑风分虚实

实证，因平素积痰过多，充满经络，若盛夏感受暑邪，蒸动体内痰湿，痰阻气机，而出现猝然昏倒、口角流涎等临床表现。这是暑湿合病中最严重的证候，治疗宜先涌吐痰涎，再清暑邪。虚证，因素体阳气衰微不振，阳虚生内寒，若感受暑邪，则寒热错杂，气机逆乱而昏厥，治疗宜以回阳药为主，兼清暑邪，但较难施治。此外，盛夏受暑，又被七情所伤，还会出现气厥昏迷，此属中气，无痰涎流出，治疗宜用苏合香丸解郁开窍，再清暑邪。

②暑风病位在心

暑风多因心火暴甚，暑热乘虚而入，闭阻心包，而出现昏迷。虽然暑邪也会侵犯其他脏腑，但病情都没有暑邪犯心严重。暑邪入肝，多表现为头目眩晕、肢体顽痹；暑邪入脾，临证多见昏睡不醒；暑邪入肺，多表现为喘满、痿躄；暑邪入肾，则出现消渴。凡暑邪入脏，皆因脏腑亏虚，暑邪乘虚而入，治疗当补益与清解并行，但要分清病位在何脏。

③暑风宜凉血清心

喻昌强调，暑风出现猝然昏倒，症状类似中风，但临床治疗不可用中风的方药。治疗暑风，痰涎壅盛者，可以用大黄龙丸，涤痰开窍。若患者阴血素亏，暑毒深入血分，即不可用大黄龙丸，误用则加重病情。对于后者之治疗，可以用地榆散，凉血清心，清解深入血分之暑风。喻昌用地榆散治疗暑风，屡试屡效，美其名为泼火散。他总结说："益见暑风为心火暴甚，煎熬阴血，舍清心凉血之外，无可扑灭耳。"（《医门法律·卷四·风湿论》）

④暑风治疗方剂

第一首，泼火散（即地榆散），治中暑昏迷，不省人事欲死者。并治伤暑烦躁，口苦舌干，头痛恶心，不思饮食，血痢。组方为：地榆、赤芍药、黄连、青皮（去白，各等分），每服三钱，浆水调服。若血痢，水煎服。

第二首，大黄龙丸，治中暑身热头疼，状如脾寒，或烦渴呕吐，昏闷不食。组方为：舶上硫黄、硝石（各一两），白矾、雄黄、滑石（各半两），白面（四两），上六味研末，入面和匀，滴水丸，如梧子大。每服三十丸，新井水下。管见云："有中喝昏死，灌之立苏。"

4.燥邪病证

对燥邪致病特点和诊疗方法的论述，是喻昌学术思想中比较有特色的部分之一。他认为燥邪有外感内伤之不同，以秋分为界分凉燥和温燥，燥邪致病多从热化，燥之病位主要在肺，也涉及胃肠、肝肾等脏腑。因此，在临床上喻昌也针对燥邪病证提出了较为独到的诊治理论。

（1）燥证的辨证要点

①燥证当分表里气血

《内经》言"燥胜则干"，刘完素补充病机十九条所缺漏的"燥"病机言"诸涩枯涸，干劲皴揭，皆属于燥"。喻昌在此基础上，阐述了燥邪致病的具体临床表现，指出燥邪危害范围较广，可以影响全身上下内外不同部位。他强调，燥证有表里气血之分。燥邪伤外则皮肤皴揭；燥邪伤内则精血枯涸；燥邪伤津液则荣卫气衰、肌肉消瘦、皮干露骨。燥邪伤津，筋脉失养而成筋燥，表现为筋脉劲强紧急、口噤、瘛瘲、昏冒僵仆。若风热燥甚，怫郁在表，则表现为善伸数欠、筋脉拘急、时而恶寒，或筋惕抽搐、脉浮数而弦。若风热燥邪郁于里，则表现为烦满、闷结。

②燥证当辨脏腑病位

喻昌认为，燥邪最易伤肺，也可伤及其他脏腑。肺燥之临床表现主要有喘咳、肢体痿软、消渴、口舌咽鼻干燥等。若燥邪伤肝，则表现为左胁痛、不能转侧、嗌干面尘、身无膏泽、足外反热、腰痛、惊骇、痉挛、丈夫颓疝、妇人少腹痛、目暗生疮、爪甲干枯等。燥邪伤肾，则表现为大便秘结、小便涩数、咽燥口渴、男子精液衰少、女子经血枯闭等。

另外，喻昌认为口渴是燥证的主要表现，但要分脏腑而论。他说："燥病必渴，而渴之所属各不同。"（《医门法律·卷四·秋燥论》）有因心肺气厥而渴者；有因肝痹而渴者；有因脾热而渴者；有因肾热而渴者；有因胃与大肠结热而渴者；有因小肠痹热而渴者。所以，治疗燥证当辨脏腑部位而施治。

（2）燥证的治疗原则

①治燥贵在养阴清热

在燥证病机的认识上，喻昌主张燥邪多从热化。因此，在燥证治疗上，喻昌认为当补阴津之不足，而泻有余之火热。结合脏腑病位的不同，他指出："治燥病者，补肾水阴寒之虚，而泻心火阳热之实，除肠中燥热之甚，济胃中津液之衰，使道路散而不结，津液生而不枯，气血利而不涩，则病日已矣。"（《医门法律·卷四·秋燥论》）例如，喻昌自制的清燥救肺汤中，用麦冬、胡麻仁以滋养肺胃之津液，又用桑叶、石膏、枇杷叶以清肃肺气。

喻昌用润燥养阴的方法治疗燥证，虽不是历史上的首创，但他明确提出了养阴润燥为治燥之常法，对后世影响较大。正如喻昌所言，由于《内经》提出"秋伤于湿"的观点，后世许多医家都将燥证误辨为湿证，而用辛温燥热之方药治疗燥证。在治法上，不是发散就是泻下，不是行气就是泻气，往往导致燥证加重。在此前的历代方药中，辛燥之方药偏多，而凉润的方剂较少。偶有一二润剂，然而并未明确指出治燥之要旨。长期以来燥证的治疗，成为历代医家避而不谈的一个难题。因此，喻昌在燥邪病机的发明及润燥方法的阐释上，对中医燥证的临床辨治具有积极的指导意义。

②润燥不可用苦寒药

在润燥药物的选择上，喻昌强调"至如苦寒降火，正治之药，尤在所忌"。（《医门法律·卷四·秋燥门方》）因为苦寒药会损伤胃气，在脏腑五行生克关系中，胃土为肺金之母，润肺先要益胃生津。喻昌认为，燥之病本在肺，清润肺燥可以缓解全身之燥证。例如，肝之燥证可以通过清润肺阴而奏效，但肺燥则不可用养肝阴之法。他自制的清燥救肺汤，治疗重点在于滋养肺胃之阴津。在养阴润燥药物的选择上，要选择对肺胃二者皆有利的药物。方中用麦冬养胃阴而润肺燥，而不选择天门冬、知母等药。喻昌解释说虽然天门冬也能润肺阴，但其性味苦而气滞，恐反伤胃气，阻滞津液而生痰，故不用；知母虽能滋肾水、清肺金，但也因味苦而不用。

③燥证治疗禁忌

喻昌在燥邪治疗禁忌方面，提出了五条戒律：其一，秋季多燥证，不可误认为湿邪致病。这是针对《内经》中"秋伤于湿"的理论，提出的辩驳。其二，燥证当分表里气血而分别用药。若辨证错误，表病治里，血病治气，虽用润燥药但徒劳无功。其三，治疗杂病，若兼有燥证，但误用辛燥之药，会令病情转重。其四，燥证在肝、在肺，临床表现不同，治法各异。肝之燥证，可清润肺金，此为治燥之本源；若肺之燥证，反而治肝则为误治。其五，治燥当分病位、病性而施治。若一味润燥养阴，不能灵活通变，则难以起效。

（3）燥证的治疗方药

喻昌在"秋燥门方"中共选录了十首方剂，其中清燥救肺汤是他的自创方。这些方剂，都遵循养阴泻火的治燥原则，只是根据气血表里层次的不同，以及脏腑病位的差异，选择不同的药物，而且多为古人之成方、名方。例如滋燥养荣汤、大补地黄丸、东垣润肠丸、东垣导滞通幽汤、清凉饮子（一名生液甘露饮）、大秦艽汤、元戎四物汤、丹溪大补丸、六味地黄丸等。

其中自制清燥救肺汤治诸气膹郁，诸痿喘呕。方药组成有：桑叶（经霜者得金气而柔润不凋，取之为君，去枝梗净叶，三钱），石膏（煅，禀清肃之气，清肺热，二钱五分），甘草（和胃生金，一钱），人参（生胃之津，养肺之气，七分），胡麻仁（炒研，一钱），真阿胶（八分），麦门冬（去心，一钱二分），杏仁（泡去皮尖炒黄，七分），枇杷叶（一片，刷去毛，蜜涂炙黄）。水一碗，煎六分，频频二三次滚热服。痰多加贝母、瓜蒌。血枯加生地黄。热甚加犀角、羚羊角，或加牛黄。

后世医家常用清燥救肺汤治疗燥热伤肺、气阴两虚之证。该方以甘寒柔润之品为主，这对后世治疗温热病恰当运用甘寒法也有一定的启发意义。

（二）温病与瘟疫

1. 瘟疫

（1）瘟疫的感邪途径

前文已介绍，喻昌认为瘟疫的病因是病气混合四时不正之气而致病。发病季节多在春夏之交。至于感邪途径，喻昌指出有口鼻两途：从鼻传入者，多为空气传播，称为"清邪"，性质属阳；从口传入者，多为消化道传染，由饮食"浊味"而来，性质属阴。

通过呼吸道传染的瘟疫，在发病初期多表现为发热、头痛、颈强项挛，其代表病症如大头瘟、蛤蟆瘟。通过消化道传染的瘟疫，发病初期先出现怕冷寒栗、足膝逆冷、二便失禁，或腹泻、里急后重、脐周攻筑冷痛，其代表病证如绞肠瘟、软脚瘟。

（2）瘟疫的传变规律

关于瘟疫的传变次序，喻昌认为当从三焦辨证来分析。无论邪气从鼻或从口而入，其传变的总体趋势是先传中焦，再上下布散。他说："瘟疫之邪，则直行中道，流布三焦。"（《尚论篇·详论瘟疫以破大惑》）从下焦感受的邪气，注满中焦，再传上焦；从上焦感受的邪气，注满中焦，再传下焦。

邪气传到中焦病机较为复杂，治疗也比较困难。中焦脾胃被瘟疫浊邪侵犯，营卫运行不畅，瘀血凝滞，酿生各种变证。阳毒则表现为痈疽脓肿，阴毒则为遍身青紫。瘟疫的中焦代表病证如瓜瓤瘟、疙瘩瘟等。

若中焦邪气未得到及时疏通，邪气迅速弥漫三焦，导致内外不通，脏腑受损。上焦受邪气熏蒸，会出现牙龈肿溃，口腔糜烂。若此时，营卫之气略有疏通则不至于危及生命。卫气先通者，因卫气的阳热作用，导致脏腑经络所过部位出现痈疽脓肿；营气先通者，会招引疫邪陷入营血，而出现喷嚏、声音嘶哑、咽喉不利、二便中排出如猪肝样的血块。

　　若邪气弥漫三焦，严重者出现阴阳离绝。上下二焦气机不交通，则中焦的脾气难以独自运转，此时五脏所藏的阴精失守，从二便泻出体外。二便失禁，下焦开而不合，生命危在旦夕。

（3）瘟疫证候与类证鉴别

　　喻昌提到感染不同的瘟疫病邪，其临床表现各异。如大头瘟，表现为两侧腮肿大如瓜瓢；蛤蟆瘟，表现为咽喉肿痛，声音难出，脖颈肿大；瓜瓢瘟，表现为胸高胁起，呕吐血色液体；疙瘩瘟，表现为遍身红肿，发块如瘤；绞肠瘟，表现为肠鸣、干呕、水泄不通；软脚瘟，表现为腹泻、便质清稀色白、腿脚沉重、行走困难。另外，小儿痘疮也属瘟疫的一种。

　　此外，喻昌从疾病传变途径和治法要点两方面对瘟疫和伤寒进行了鉴别。从传变来看，瘟疫是直行中道，流布三焦；伤寒则是先发病于身体后背部太阳经，次传身前腹部阳明经，再传身体两侧少阳经。从治法来看，发病初期伤寒邪中体表时，可用发汗法解表散寒；而瘟疫初起，邪行中焦，则不可用发汗解表法。伤寒后期，邪入肠胃，出现阳明腑实证，腹满便坚，可用攻下法；而瘟疫后期，疫邪布散三焦，散漫不收，用下法则无济于事。

（4）瘟疫的治法要领

　　瘟疫的治疗，需分阶段及三焦病位来论治。若未感染瘟疫之前，可以预先服用芳香避秽药，保护正气，使邪不得入，以预防为上策。若已经感染瘟疫，急以逐秽为第一要义，但必须顺应三焦的功能特性来施治：上焦如雾，当用升散逐秽法，兼以解毒；中焦如沤，当用疏导逐秽法，兼以解毒；下焦如渎，当用下利逐秽法，兼以解毒。治疗后期，营卫稍通，还须乘势追击，不要留给瘟邪在体内潜藏滋长的机会。

（5）治疫验方人参败毒散

　　对于瘟疫早期的治疗，喻昌主张用人参败毒散。他认为瘟疫的病机是正虚邪实。平素不藏精之人，正气亏虚，更容易感染瘟疫。疫邪内炽，病固缠身，难以解散。此时，当在表散药中加人参以领邪外出，扶正以驱邪。治疗瘟疫初起，虽言当用升散逐秽法，但不可过度发汗解表，因为患者多为体虚之人。喻昌指出，为了避免发汗太过，在运用人参败毒散治疗瘟疫时，方中用柴胡即不用前胡，用羌活就不再用独活。

喻昌在《寓意草》中记载了用人参败毒散治疗瘟疫的成功经验："嘉靖己未，五六七月间，江南淮北，在处患时行瘟热病，沿门阖境传染相似。用本方倍人参，去前胡、独活，服者尽效，全无过失。万历戊子、己丑年，时疫盛行，凡服本方发表者，无不全活。又云：饥馑兵荒之余，饮食不节，起居不常，致患时气者，宜同此法。"

2. 温病

喻昌所说的温病，主要指春温，属于伏气温病。他认为春三月是温病多发之季节，与伤寒相比温病的发病率更高。然而在当时，中医界对温病的认识尚有欠缺，可以参考的文献资料也很少。因此，喻昌对温病的探讨对后世温病学术思想发展也起到了一定的促进作用。

（1）温病的病因病机

喻昌秉承《内经》关于伏气温病的论述，认为春温病证感受邪气始于冬季。他根据感邪途径、伏邪潜藏部位之不同将春温分为三种类型，即温病三纲。第一种是冬伤于寒，春必病温，寒邪伏藏于肌肤，邪气郁久化热，病位主要在足太阳膀胱经和足阳明胃经，属于阳分受邪，其病轻浅易治。第二种是冬不藏精，春必病温，寒邪乘虚侵犯三阴之脏，其病位主要在足少阴肾经，伏寒化热久蓄少阴，肾中真阴受损，其热深入骨髓，内热炽盛，体表反无热甚之表现，此属阴分受邪，其病深而难愈。第三种是冬伤于寒，又不藏精，到春季同时发病，表里受邪，喻昌称之为两感温病，即少阴与太阳同病，真阴久耗，阴损及阳，属难治之危重证。

（2）温病的临床表现

春温伏气病证，皆以发热为主症，此由内热久耗阴精，阴虚阳亢所致。其临床表现表里难分，以为在表，又似在里，以为在里，又似在表。但三种伏气温病，由于邪气侵犯部位各异，阴精耗损程度不同，其临床表现也不一样。

冬伤于寒之春温，多为阳明经中久郁之热，外达太阳经而发热。其发热重而恶寒轻，甚至大热而不恶寒。病势传变迅速，往往表证未解，而阳明腑实证已并见。因为温病之热势自内而达外，热邪郁于腠理间不得外泄，所以转返入里而成阳明腑实证。临床表现以阳明经实热证为主，常见谵语、发斑、衄血、蓄血、发黄、脾约等热症。其发病特点，以里证为主，表证间见，多有内热口渴之征。

冬不藏精之春温，热邪久蓄少阴经。其发热特点为骨蒸里热，皮肤未热而耳轮上下已先热。发病初期多兼微恶寒，后期则不恶寒而发热烦渴。其临床表现常见脉阴阳俱浮、自汗、身重、多睡眠、鼻息必鼾、语言难出等肾阴受损之象。若误发汗则身灼热，误下则小便不利、直视失溲，误用火攻之法则发黄、惊痫、抽搐。这是因为汗法、下法、火疗法皆会劫伤阴精，加重少阴肾精的损伤而然。

冬伤于寒又不藏精之春温，此属两感温病，即少阴与太阳同病。其病机为阴损及阳，阴阳并虚，所以临床表现与伤寒两感证相似。常见头痛、口干、烦满、口渴等症状。但在传变上，两感温病与伤寒两感证不同。伤寒是寒邪自外而入内，病势转深，邪气遍传六经；两感温病是郁热自内而达外，邪气到达太阳经即外散，犹如窗户大开，不再传变其他经，所以自始至终两感温病的病变只涉及少阴和太阳两经。

（3）温病的治法和方剂

春温伏气病证的治疗，整体上一定要以保存阴津为原则，在治法上发表和攻里皆须慎重，寒热温凉不可错用。喻昌指出"用温热则阴立亡，用寒凉则阳随绝"（《尚论后篇·尚论春三月温症大意》）。单纯用发表攻里法难以治愈温病，有时发表三五次而表证不除，攻里三五次而里证仍在。治疗的关键在于从温病三纲出发，辨明热邪伏藏部位，如此才能有的放矢。

①冬伤于寒之春温治疗

冬伤于寒之春温，虽然以表证为主，似乎应该发汗解表。但由于热邪久踞阳明经，胃中津液先已受损，所以当发汗时不可过汗，只宜解肌。若阳明腹实证已成则必须及时攻下，以急下存阴。治疗过程中，禁忌发汗太过，禁用艾灸、烧针等火攻疗法。

喻昌总结了此类病证的14种治法及代表方剂：解肌法，代表方剂如桂枝汤、桂枝加葛根汤、升麻葛根汤、葛根柴胡汤、葛根黄连黄芩汤、人参败毒散、参苏饮等。吐法，代表方剂如瓜蒂散、栀子豉汤。清热法，代表方剂如白虎汤、白虎加人参汤、白虎加桂枝汤、玄参升麻汤、升麻栀子汤、竹叶石膏汤、竹叶汤等。和解法，代表方如小柴胡汤、小柴胡加桂枝汤、小柴胡去半夏加人参瓜蒌汤、小柴胡去人参加五味子汤、小柴胡加芒硝汤等。疏风法，代表方如荆芥散、独活汤、《金匮》风引汤、续命汤减麻黄附子等。分利法，如天水散、牡蛎泽泻汤等。开结法，如三物小陷胸汤、三物白散等。下法，如大承气汤、调胃承气汤、大柴胡汤等。解毒法，如黄连解毒汤、黄连汤、黄连阿胶汤、黄连泻心汤、黄连犀角汤等。养血生津法，如酸枣仁汤、芍药甘草汤、阿胶散、炙甘草汤等。补中法，如黄芪建中汤、小建中汤、理中汤、温中汤等。凉血滋阴法，如犀角地黄汤。搐鼻法，如用瓜蒂散放入鼻孔，刺激鼻孔流出浊水。刺鼻放血法，例如用干燥嫩香蒲叶轻轻旋转以刺鼻出血。

②冬不藏精之春温治疗

冬不藏精之春温，由于热邪久蓄少阴，肾中精水素伤，在治疗中禁用发汗解表、反复攻下、火劫等法，以防止重伤津液。喻昌认为，治疗关键在于用药深入肾中，领邪外出，使病邪渐轻渐愈。

在具体治法上，喻昌认为可以参照少阴伤寒之法。冬不藏精之春温，由于肾精耗损，其证即可寒化，又可热化，与少阴伤寒的病机很相似，其治法也有相通之处。喻昌列举了12种治法及代表方剂：温经散邪法，如麻黄附子细辛汤、麻黄附子甘草汤；温经法，如附子汤；急温法，如四逆汤；通阳法，如白通汤、白通加猪胆汁汤、通脉四逆汤；温胃法，如吴茱萸汤、桃花汤；艾灸助阳法，可灸少阴经脉之穴位及百会等穴；温经镇水法，如真武汤；和阴法，如黄连阿胶汤；急下存阴法，如大承气汤；清解法，如四逆散；分利法，如猪苓汤；清咽法，如甘草汤、桔梗汤、半夏汤、苦酒汤等。

③春温两感证之治疗

两感温病之治疗颇为棘手，由于表里两经热邪交炽，从太阳发汗则动少阴之血，从少阴温阳则助太阳之热，从少阳半表半里用和解法则病不减而反增。两感证虽然危重难治，但喻昌认为只要治疗得当仍能获愈。比如可先用温法及汗法，再用温法及下法，阴阳和而愈。虽然两感温病阴精耗损严重，以热为主症，但真阴耗损势必累及真阳，致使真阳之根浮浅易露，全身阳气之根将尽，生命危在旦夕，此时断不可固执于热证而不敢用温阳药回阳救逆。但从喻昌的治法方药中也可看出，两感温病的治疗虽用到温阳药，但必须有清热药相制约，或先温阳而后泄热，绝不是一味纯用温阳法。温阳法只是生命垂危时，防止亡阳的救急之策，阳气来复则要及时泄热以保阴。这是受张仲景治疗少阴两感证的思路启发而加以变通。

喻昌指出，两感温证起死回生之要点，在于温经散邪，急护住少阴将尽之真阳，再缓图肾气来复，引邪外出。喻昌共列举了14种治法及代表方剂：桂枝引邪法，如桂枝加生地汤。清表温中法，如桂枝加人参汤。清阳泻火法，如桂枝加大黄汤。脉浮先表法，如桂枝汤。先温后表法，如先用四逆汤救里，后用桂枝汤救表。温经止汗法，如桂枝加附子汤。汗后表虚恶寒，用收阴固阳法，如芍药甘草附子汤。下后阳虚恶寒，用桂枝汤去芍药加附子。汗后胃中干实而恶热，用调胃承气汤。汗后里虚，身疼痛，脉沉迟，用桂枝新加汤。汗后发悸，用温阳逐水法，如桂枝甘草汤、茯苓桂枝甘草大枣汤。汗后脾气虚腹胀，用厚朴生姜甘草半夏人参汤。昼静夜躁，夜晚病情加重者用桂枝加红花汤；白天病情加重者用干姜附子汤。误汗变逆，若阴阳两虚者，先用甘草干姜汤以复其阳，再用芍药甘草汤以复其阴；若阳虚阴盛者，用四逆汤温经回阳，不必兼用阴药。

（4）温病之证名辨异

喻昌认为，王叔和对于温疟、风温、温毒、瘟疫的辨析不明，将其误分为四种不同的疾病加以阐发，制造混乱，误导后学之人。于是他将四种病证重新正名，加以阐释。

其实温疟就是冬不藏精之温病，只是由于所感之邪轻微，寒气藏于骨髓之中，到春阳升发之时，邪气力弱不能自行发出体表。必须等到大暑时令，天地之间暑热熏蒸，腠理发泄，邪气才得以借势外出，自内达外。由于患者热邪久蓄，消耗阴精，加之暑热相逼，阴虚阳盛势必发热。热势迫津外泄，邪随汗泄，邪势衰而反入归于内，此时在表之卫阳也因汗而虚弱，肌表失于温煦而恶寒。因此形成先热后寒，缠绵反复之温疟。可见，温疟与春温皆为伏气温病，只是温疟感邪轻而发病季节稍晚，起病缓而病程也较长。在治疗上，喻昌仍沿用《伤寒杂病论》的小柴胡汤、小柴胡加桂汤、柴胡加桂姜汤、白虎加桂汤、五苓散等方剂。

风温则是春季温病的总称。因为春季为厥阴风木主气，风也成为春季常感之病邪，所以春季发热的证候都称为风温。这与冬季发热的证候都以"伤寒"作为通称是同样的道理。另外，喻昌又发挥说，冬不藏精之人，两肾间先已习习生风，素有内风而更易招感外风。因此，"风温"二字也已经表明此证具备少阴伏气温证的特征，这与单纯的太阳温证又有不同。

温毒则仅是表示温病之热势深重，久病热邪炽盛，常见发斑等症。这与伤寒有阴毒、阳毒是一个道理。因此，温毒不可再分为阴阳毒，而与伤寒相混淆。在治疗上，喻昌主张用人参白虎汤、竹叶石膏汤、玄麦升麻汤、黑膏等方剂。至于瘟疫，则是在温病基础上又感受疫气毒邪，并非寻常的温病，前已有专论。

（三）其他杂病

1. 胸痹

胸痹之证，喻昌本归于"中寒门"之下，但因其病机涉及胸阳虚、痰饮、胸中大气损伤等诸多问题，在治疗上也与其他寒证有异，故另行总结。

（1）胸痹的临床表现和病机

胸痹以胸背疼痛为主症，也可兼见手足紫绀、手足逆冷、冷汗淋漓、二便清利、神疲气短、呕吐泄泻等临床表现，脉象多为沉伏之象。胸痹严重者，出现旦发夕死，夕发旦死，称为"真心痛"。喻昌指出胸痹心痛的病机要点在于胸中阳虚而阴寒窃踞阳位。

（2）胸痹的治法

喻昌指出，胸痹心痛尤其是真心痛病情危重，患者往往因抢救不及时而丧命，治疗宜急温心胞。胸痹心痛的患者脉象多沉伏虚弱，不可因脉伏神乱而认为是心气虚，误用地黄、白术等补药滋腻敛邪。治疗胸痹危证宜急用温散之法，缓解后再用阴阳平补之法。

①通阳散寒法

通阳散寒是治疗胸痹的常法。胸中诸病多与大气损伤有关，而胸中之阳的存亡可以决定病势转归。胸中阳气是大气运转的关键。胸阳被水饮等阴邪所伤，则损其大气，阻碍大气运转而出现"心下坚大如盘，边如旋杯"

之证候。治疗用《金匮要略》瓜蒌薤白剂或桂枝汤去芍药加麻黄、附子等方药以通阳散寒，若胸阳不亏者，可用枳术汤损其有余之邪。

此外，胸痹重证当驱下焦之阴而复上焦之阳。胸中阳虚，下焦阴寒上乘阳位而成胸痹，其轻微者仅通阳散结即可，其严重者当散下焦之阴寒而复胸中之阳。通胸中之阳气，可用薤白、白酒，或瓜蒌、半夏、桂枝、枳实、厚朴、干姜、白术、人参、甘草、茯苓、杏仁、橘皮，根据辨证选择上面的三四味药组方即可。但不可在方剂中加任何苦寒之药，即使清凉药也不能用。因为此时用药当"以阳通阳"，阴分之药则不能达到阳位。病情严重者，当用附子、乌头、蜀椒等大辛大热之药，以驱下焦之阴寒，而复上焦之阳气。

②燥饮散寒法

胸阳若虚，则阴寒之邪容易与水饮相结，而变生咳喘、呕哕等病症，治疗除温通阳气之外，还要考虑燥饮散寒。例如，《金匮要略》载患者胸中似喘不喘，似呕不呕，似哕不哕，愦愦然无奈者，生姜半夏汤主之。此方能令水饮和寒邪两解，阳气得以舒布，胸中自觉宽敞。此类病证也可用橘皮、生姜、竹茹、人参等药。

③温阳舒经法

对于胸痹缓解期，也应该用药预防疾病复发。喻昌指出《金匮要略》用薏苡仁附子散治疗胸痹缓急之机理，在于温胸中之阳，并舒缓痹急之经脉。提示胸中阳气损伤易致胸中脉络拘急不舒，当注意舒经通络。方中用薏苡仁以舒缓经脉，用附子恢复胸中阳气，这样有利于宗气运转，驱除阴浊之邪。

2. 疟证

喻昌对疟证的病机、分类和治法方药进行了归纳总结，认为疟证的病机当参考《内经》的论述，治法方药则宗《伤寒杂病论》。

（1）疟证以少阳经病证为总纲

疟证以寒热往来为临床特点，其病机要点喻昌认为是外邪伏藏于半表半里，病位主要在少阳。首先，疟证属于伏邪致病，而非单纯的外感病邪。其次，疟证邪气侵犯病位在少阳经，虽然可兼见它经病证，但总体上以少阳经为中心。疟证虽可偏寒偏热，甚至纯热无寒、纯寒无热，但皆因少阳经之寒热偏盛所致。所以，即使疟证经年累月不愈，其病位始终离不开少阳经。

从脉象来看，弦脉是疟证的主要特征。因为少阳属东方甲木，弦脉也是木气主病之象。张仲景也曾指出，疟证脉多弦，偏热则见弦数脉，偏寒则见弦迟脉。另外，还可见浮大、弦紧等脉象。总之，弦脉仍是说明疟证病位在少阳经。

（2）疟证的证候分类

《金匮要略》将疟证分为瘅疟、温疟、牡疟、疟母等四种类型。《内经》也有对疟证的不同论述。喻昌对这四种证候进行了详细的病机分析和病证鉴别。

①瘅疟

瘅疟的临床表现为发热而不恶寒、少气乏力、心胸烦闷、手足心热、恶心欲呕，脉弦数促急，日久则肌肉消瘦。从病机而言，此属风热偏盛，木火相煽。由于风气通于肝，风邪偏盛则致肝木偏亢，木旺乘土，邪气势必由肝传脾胃，由少阳而传阳明，因而出现少阳阳明合病。风热传至足阳明胃经，导致胃中津液耗损，而出现手足心热、恶心欲呕之症状。若病势得不到控制，风热再由胃上熏心肺，耗气伤津，于是出现少气乏力、心胸烦闷等症状。日久不愈，热邪从内脏外达肌肤腠理，内热熏蒸，津液耗损，肌肤失养，而令肌肉消瘦。

总之，瘅疟以纯热无寒为临床特征，病位在少阳阳明，以风热炽盛为病机要点，日久不愈可传变至心肺，外达肌肉腠理，耗伤机体津液。

②温疟

至于温疟之证，《内经》《金匮要略》的论述略有不同。喻昌对其证候病机分别进行了阐发。

《金匮要略》中温疟的临床表现为发热而不恶寒，关节疼烦，时而呕吐，脉象如平人。从病机来说，此证因患者素有外邪痹阻体表，营卫不通，体表卫阳受郁而发热，所以疟证发作部位只在体表阳分而不入内脏阴分。由于患者体内阴津未伤，所以脉象如平人。正气尚足以御邪，所以邪气难以入里，痹阻于体表而出现关节疼烦之症状。时而呕吐，是由于正气抗邪，邪气挡隔的表现。此类温疟虽有发热而不恶寒的临床表现，与瘅疟有相似之处，但脉象不数，病位表浅，津液未伤，热势也没有瘅疟严重。

《内经》的温疟有两种：一种表现为先发热后恶寒。其病机是风寒两伤营卫，先伤于风，后伤于寒，寒热交争。另一种也表现为先发热后发冷。但病机是冬感风寒，邪气伏藏于骨髓，伏寒化温，春夏伏邪随时令阳气升发而出于体表，内热由肾外达，阴精耗损严重。热邪外出时全身发热如焚，热势衰减则疟邪复返于肾而体表发冷。此证多为危重证候，十几天便可耗尽真阴，令人时发惊惕，目乱无神，死于顷刻。这是由于邪入少阴，阴精消耗，阴精不胜其热邪所致，属温疟中最严重的一种。

要而言之，《金匮要略》所述温疟属于邪气痹阻体表，正气未伤之轻证;《内经》的第一种温疟属于风寒两伤营卫之轻证；第二种温疟属于伏气温病，邪犯少阴之危重证候。

③牡疟

牡疟是偏寒之疟证，发病时表现为寒多热少，而非纯寒无热。若纯寒无热则为阴证，而非疟证。其病机是少阴阳明之邪上熏心肺，但由于心阳虚，邪气内陷，痰涎结聚于心下，邪气不易外出所致。牡疟表现为"多寒"

的特点，一方面多与患者素体阳虚，痰湿内蕴有关；另一方面，也可能因患者体表寒湿痹阻，阳气不能通达所致。

④疟母

疟证日久不愈，伏邪结聚于胁肋部，形成癥瘕肿块称为疟母。胁肋为少阳经脉所过部位，疟母仍为少阳之病。但是疟母能结成肿块，是由于疟邪与痰瘀等有形之物相结而盘踞难解。同时，也跟少阳经气衰弱有关系。

（3）疟证的治法及其禁忌

喻昌尊经守法，认为疟证治疗首推《内经》所述针刺放血法，另外强调疟证内服方药以"和解"为主法。

①针刺放血法

《内经》有"刺疟"篇专门讲述疟证的针刺治疗方法，内容很丰富。喻昌选取其中的一种举例说明，即在疟证发作前，用绳子紧紧束缚四肢末梢，针刺十指指尖，通过放血以祛邪的方法。张子和也曾用这种方法治疗过一名患者。这个患者体质很虚弱，疟病历时已两年之久，因担心患者正气虚不耐攻伐，而不敢用寒凉药物，于是张子和用《内经》刺十指尖放血之法治疗，病很快就康复了，没有服药。可见，针刺治疗疟证疗效很快捷。

喻昌分析，疟证的发作寒热往来，阴阳病位转移，是从四肢末梢开始的，因为四肢末梢为阴经阳经交接的界限。在疟证将发作之前，疟邪已经外出体表，用针刺十指放血的方法，使外出之疟邪无法返回潜藏之病位，因此能够治愈疟证。

②和解少阳法

喻昌强调和解少阳是治疗疟证的主要方法。虽然《伤寒杂病论》中疟证的治法涉及汗法、吐法、下法、温法、清法、消法、补法，但其核心都是为了补偏救弊，使伏邪从各经重返少阳之界，调和少阳经之阴阳而治愈疟证。可见，汗、吐、下法在疟证治疗中的应用与治疗伤寒时有所不同。

在疟证治疗中，汗、吐、下等治法都是以和解少阳为目的，必须围绕和法为进退。因此，疟证的和法也包含了汗、吐、下、温、清、消、补等多种治法。

例如，治疗瘴疟时清法即为和法。瘴疟因少阳阳明风热炽盛，阴津耗损。为了减少胃中津液损失，防止热邪上传心肺，《内经》提出当以甘寒药物治疗。喻昌发挥说，可用梨汁、甘蔗浆等生津止渴之品，缓解胃中炽热。在治疗邪痹营卫之温疟时，用白虎加桂枝汤，调和营卫，清泄热邪，而能和解阴阳，也属和法。在治疗牡疟时，用蜀漆散和浆水吐心下结伏之痰，拨出内陷之邪，一吐而周身通畅营卫和调。若牡疟初期，外感病邪，风寒未清，邪气内传，结于心下，《外台秘要》用牡蛎汤，方中用麻黄散风寒，并给邪气以出路，此时吐法、汗法也为和法。治疗疟母用鳖甲煎丸，攻补并用，也是为了消散癥瘕而和解少阳。

总之，和解少阳是治疗疟证的核心，具体治疗时可以通过汗、吐、下、温、清、消、补等治法共同达到和解少阳的目标。

③疟证的治疗禁忌

喻昌对于疟证的治疗提出了多条禁忌，其主旨是为了防止攻邪太过而损伤正气。他认为疟证是因正气虚而外邪潜伏，疟邪的根除必须依靠患者正气恢复，正胜而邪退。单纯依赖攻邪药物驱逐疟邪，虽可取一时之效，但却会损伤正气而给疟邪滋蔓的机会。因此，他提出了三方面的禁忌：

首先，疟证虽属伏邪发病，但不辨疟证病位而妄用大汗、大下等祛邪疗法，伤人正气，是医生的罪过。过于汗、下伤人正气，则疟邪反而难出。

其次，牡疟虽然可以用吐法，但吐法不可选择伤人脏腑，或毒性过大的药物。如胆矾、信石等丸药，吞服后会黏着不行，搅乱肠胃脏腑。吐法宜用气味清芬，能够透入经络，引疟邪外出的药物，如可用酒浸常山，不需火煎。

再次，用截法治疗疟证，不可在疟势未衰之时，急于求成。喻昌比喻说，截法即堵截之意，在兵精粮足之时，方可堵截匪寇；若兵微城孤，不可用堵截之法。因此，患者体质壮实，疟证发作三四次后，疟势衰减，可用截法。若为虚弱之人，自始至终不可用截法，否则会导致腹胀等坏证。此外，截法服药的时机应该在疟证将要发作之际。疟证发作期，邪势正盛，用截法无效；疟证未发作时，邪气未出，用截法也无效。因此喻昌说，截法服药妙在"将来将去之时"。

总之，治疗疟证虽要驱逐疟邪，但不可一味蛮攻。用药深浅需根据患者正气存亡情况来决定，用药时间当审察疟证发作态势，病衰方可用药。

（4）疟证的常用方剂

喻昌在《医门法律》"疟证门"中列举了治疗疟证的多首方剂。现将其中几首重点方剂列举于下：

①柴胡去半夏加瓜蒌根汤

方药组成：柴胡八两，人参三两，黄芩三两，甘草三两，瓜蒌根四两，生姜二两，大枣十二枚。煎服时需去滓重煎。此方在《金匮要略》中治疗疟病口渴，也治劳疟。

喻昌认为此方是主治少阳疟证，能够顾全大局的方剂。小柴胡汤是治疗邪入少阳的代表方剂，此方因患者口渴而去半夏加瓜蒌根，正适合于治疗少阳邪传阳明，伤耗津液之证。虽然口渴是阳明津伤的表现，但此证导致口渴之热邪全来自少阳，所以用本方治疗往来于少阳之热邪。柴胡、黄芩清少阳之风火，人参、甘草扶助胃土，瓜蒌根生津润燥，生姜、大枣发散营卫。而劳疟，多为火盛津伤，营卫衰弱之证，因此也可用本方治疗。

②柴胡桂姜汤

此方治疗寒多微有热，或但寒不热之疟证。方药组成：柴胡半斤，桂枝去皮三两，干姜二两，黄芩三两，瓜蒌根四两，煅牡蛎三两，炙甘草二两。煎药时需去滓重煎。初服药时微烦，再服汗出便愈。

喻昌认为，此方治疗疟邪病位轻浅，邪气痹阻肌肉之间，卫阳受郁，营血瘀结不散之疟证。由于营血痹阻，卫气不能外出与位于肌肉阳分之邪气相争，因而多寒少热，或但寒无热。此方用小柴胡汤和解少阳，加桂枝、干姜温阳散寒，以发散痹阻肌肉之伏邪，再加牡蛎软坚散结，贯通阴阳之道路，故可令邪气外达，汗出而疟解。若热邪稍盛，也可加黄芩、黄连以进退。

③白虎加桂枝汤

此方在《金匮要略》中治疗温疟，其脉如平，身无寒但热，骨节疼烦时呕。方药组成：知母六两，炙甘草二两，石膏一斤，粳米二合，桂枝三两。温服，汗出愈。

此证因邪气痹阻体表，营卫不通，但患者阳气尚足，津液未伤。故邪正相争于体表，阳热有余而发热，体表邪盛而骨节疼烦，正气挡隔邪气上逆而时有呕吐，正气未伤而脉如平人。因此，本方用桂枝汤调和营卫，通畅血脉，以祛体表之痹邪；用白虎汤大清气分之热，以达到和解阴阳之目的。

④蜀漆散

此方在《金匮要略》中治疗牝疟，寒多于热之疟证，也可治疗温疟。方药组成：蜀漆（洗去腥）、云母（烧二日夜）、龙骨等分。此三味，杵为散。疟证未发前，以浆水服半钱匕。

喻昌认为，此方可吐心下伏结之疟邪。蜀漆是常山的幼苗。常山也能作为涌吐剂，但本方不用常山而反用其幼苗，是取其轻扬之性，入阴分而引邪外出。方中龙骨能镇心宁神，蠲除伏气；云母能安脏补虚，有助安神。喻昌称此方为"补天浴日之方"，意在说明此方通过吐越伏邪，而能恢复胸中阳气的正常功能。此方治疗温疟，也在于其涌吐心下伏邪，通畅全身痹阻，进而和调营卫之功效。

3. 痢疾

喻昌指出痢疾不同于普通的内伤腹泻或伤寒下利证。在《内经》中痢疾被称为肠澼、滞下。痢疾多发病于夏秋季节，因外感暑湿热邪，邪气内陷而致病。因此痢疾属于伏气致病，其病机与疟疾有相似之处。喻昌认为，伤寒下利证属厥阴经本证；而痢疾属于少阳经证。因胃受湿热，饮食水谷也从少阳之火而化热，变为恶浊之邪，传入大肠，腐蚀血肉而成痢疾。就标本病位而言，痢疾以大肠为标，胃为本；就经脉而言，手足阳明经为标，少阳经为本。在痢疾的治疗上，喻昌进行了创造性的发挥，总结了治疗痢疾的多种方法：

（1）辛凉解表法

喻昌提出因痢疾为热、暑、湿内陷而成，外感之邪宜从表解。其治法应当先用辛凉解表，再用苦寒清里。先解其外，后调其内。但此处解表并非为了发汗，而是为了和解少阳，缓缓升举下陷之邪气从少阳半表而出。用辛凉解表法时，津液未伤之患者，出汗也无妨；若津液已伤之人，只需令皮肤微微湿润，就说明下陷之邪气已经升举，不要过度发汗。其代表方剂如《金匮要略》的小柴胡去半夏加瓜蒌实汤、槐花散（青皮、槐花、荆芥穗）等。

（2）苦寒清里法

对于已经陷入肠道的热、暑、湿三气，必须用苦寒清里法。这是临床许多医家都知道的治痢疾方法。但喻昌强调，苦寒清里法不可滥用。治痢疾不分标本先后，一味用苦寒药，是医生的过错；邪从少阳内陷中土，若不配合辛凉升举法，只是单纯用苦寒清泻之法伤其中气，也是医生的过错。其代表方剂有白头翁汤、黄连丸（黄连、羚羊角、黄柏、赤茯苓）、生地黄汤（生地黄、地榆、炙甘草）、芍药黄芩汤（黄芩、芍药、甘草）、香连丸等。

（3）逆流挽舟法

逆流挽舟法是喻昌创制的痢疾治法。其用意在于引内陷之邪外出。代表方剂为"活人败毒散"，借助人参之大力，配合升举发散之药物，托邪外出。《寓意草》中记载了喻昌用此法治好73岁老人周信川久病不愈而成休息痢之证，其分析说理很精彩。此法不仅仅适用于治疗痢疾，凡是阳邪陷入阴分而成久疟、久痢、久热等证，皆可用逆流挽舟法使内陷之伏邪缓缓透出体表。喻昌还特意指出，此法不可急于求成，若用之过急不但邪气难出，而且容易伤正。另外，后期可以配合补中益气汤等补气升举之方剂以善后。

（4）通因通用法

对于骤然感受暑湿毒邪，病情严重，一昼夜泻下七八十次，口大渴饮水不止之患者，喻昌认为应当通因通用。此证病机为肠胃热毒炽盛，津液大伤。此时已经不能再用逆流挽舟法来缓缓图治，必须用大黄、黄连、甘草等药荡涤热毒，急下存阴。否则，热毒必将腐蚀血肉而成血痢。其代表方剂如大小承气汤、大黄汤（酒大黄煎汤）等。

喻昌提示，此法是治急之法，不可久用。若不得已而用苦寒荡涤法时，宜用汤剂，不宜用丸剂。因为丸药不利于快速发挥药性，而且当时泻下的丸药中多夹有巴豆、轻粉、硫黄、甘遂、芫花、大戟、牵牛、乌梅、罂粟壳等有毒或敛涩之药，即使服药后痢止，但药性犹存，危害很大。更何况痢疾未治愈而中毒身亡也有可能，所以必须慎用丸药。

喻昌还补充说，此法只适用于正气未虚之患者。因为厚朴、枳实人泻元气，所以少气乏力、脉虚、纳呆的患者不宜此法。若体虚之人患痢疾，又出现里急后重的症状，说明肠胃中垢浊黏滑之物停留已久，不得已要用通因通用法时可以权变。先补而后泻，喻昌称为"进药法"；先泻而后补，称为"退药法"。

（5）急开支流法

若痢疾兼见小便赤涩者，当用急开支流法。此因湿热下注大肠而成痢疾，下焦湿热壅滞，郁结膀胱，气化不利，而令小便短赤。膀胱气化不利，增加了大肠排泄水湿负担，所以当利小便以开水湿之支流。代表方剂如黄连阿胶丸（黄连、阿胶、茯苓）。

（6）通塞互用法

在《金匮要略》中，对于下利而兼见肺痛之证，用紫参汤；气利，用诃黎勒散。喻昌认为，肺与大肠相为表里，下利而肺痛，说明大肠气机奔迫，而肺气壅滞。对于此等病证当用通塞互用法，代表方剂如诃黎勒散。诃黎勒能通能塞，通能泻下涎液，消宿食，破结气，涩能固肠脱而止泻。

（7）其他治痢法

从喻昌选录的方剂来看，除上述六种治痢方法外，还涉及：行血调气法，多用于下利脓血、里急后重之证，代表方剂如芍药汤；凉血止血法，多用于血痢，代表方剂如郁金散（川郁金、炒槐花、炙甘草）、茜根散（茜草根、地榆、生干地黄、炒当归、犀角、黄芩、栀子、炒黄连）、地榆芍药汤（苍术、地榆、卷柏、酒炒芍药）等；补虚清热法，多用于噤口痢，代表方剂如仓廪汤（人参、茯苓、炙甘草、前胡、川芎、羌活、独活、桔梗、柴胡、枳壳、陈仓米）；调理和中法，多用于痢疾后期补中气之虚，兼清理余邪，代表方剂如白术黄芩汤（白术、黄芩、甘草）、加减平胃散、参苓白术散等；生津养血法，用于痢疾津液耗损严重之证，代表方剂如瓜蒌根汤（瓜蒌根、白茯苓、炙甘草、麦门冬）、清燥救肺汤等。

治疗痢疾的方法很多，临床不可以偏概全。总的来说，喻昌强调治痢要分标本先后，审察病情虚实，分辨湿热的多少而辨证用药。

4. 消渴

消渴以口渴引饮，饮水不解焦渴为临床特点。喻昌在《医门法律》中对消渴进行了详细分析，以三消为重点，阐述了消渴的病因病机、传变规律和治法方药。

（1）饮食内伤渐积起病

喻昌指出消渴的发病，始于微而成于著。通过对病因的分析，有助于防微杜渐，预防消渴的发生。在《内经》的记载中，消渴称为消瘅，多发生于富贵肥胖之人。富贵之人饮食醇酒、膏粱厚味过度，日久酿成内热，内热伤津，津液枯涸，救济于水，因而消渴。初期津液耗伤不严重时，饮水尚能止渴；日久津液大伤，饮水不能解渴，说明消渴已经形成。

但另一方面，劳倦伤气也是消渴形成的病因之一。喻昌引用《内经》的观点发挥，指出长期劳倦导致胸中大气和宗气损伤，气伤则胃中谷气不盛，脾胃运化受纳皆受影响。脾胃气虚则又导致胸中受伤之气难以恢复，胃中气郁化热，虚热熏入胸中，而出现膈虚胃热的局面。此种虚热日久伤津，而且脾气虚不能蒸腾津液上承于口，因此也会出现消渴。可见，消渴与劳倦伤气也有关系，但此多属上消、中消之病因。

至于下消，喻昌指出其病位重点在肾，其发病多因服食温阳涩精的矿石类药物，或因女色房劳过度耗损肾中阴精。古代流行服食钟乳石、五石散、丹药等含大量矿物质的药物，其实很难起到养生功效，往往还有很多副作用。其中最常见的就是燥热火毒劫伤真阴，人体会出现暂时的亢奋状态，令人误认为石药能壮阳，其实是毒性发作的表现。明代的上流社会追求成仙之术而喜服食矿物丹药，喻昌在此是针砭时弊。另外，明代邪说盛行，有人鼓吹用女子为鼎炉修炼内丹术可以长生。喻昌针对此指出，女色过度、耗竭肾精也是导致下消的重要原因。

总之，从病因而论，消渴为内伤发病，与饮食膏粱厚味、过度饮酒、纵欲、恣食石药等因素有关。

（2）燥火劫阴为主要病机

在"秋燥论"中喻昌就谈到消渴是燥气致病的主要表现之一。他认为燥火劫伤阴津是消渴的主要病机。

消渴的火燥之气属于内伤病邪，而非外感六淫。膏粱醇酒厚味过度，饮食水谷之气化为内火，正所谓"气有余便是火"。火毒郁积日久，消烁阴津而生内燥。另外，房劳纵欲，耗竭肾中真阴，肾水不足，水亏火旺，这也是燥火的另一来源。服食石药，也会造成毒火内蕴，灼伤阴津而成内燥。总之，三消之证皆以燥火炽盛，耗竭阴津为病机要点。

但是消渴也可由中气虚或肾阳不足所致。此类消渴不以燥火为特点，而是由于阳气不足，津液气化障碍，不能上承于口舌所致。喻昌提到的中消证偏阴者，其病机就是脾气虚，不能布散津液到肺，令肺燥而成消渴，临床上多伴见纳呆、不能食。下消证偏阴者，其病机是由肾阳虚，不能蒸腾膀胱中的津液上布于口舌而成，临床多伴见膀胱失约的表现，如饮一溲一，或饮一溲二。

总之，消渴的主要病机以燥火致病为主，但肾阳虚或脾气虚也会导致消渴，病机不同则治法各异。

（3）传变由胃极于肺肾

对于消渴的传变规律，喻昌总结说"始于胃而极于肺肾"。具体来说，消渴初起多表现为中消证，病位重点在胃；由胃上传到心肺，而成上消证；后期传变到肾，而成下消证。但传到下消的途径有两条：可由中消脾胃直接传变而来，也可由上消的心肺移热于膀胱和肾而成。

中消以手足阳明经火燥为特点，《内经》曰"二阳结谓之消"。二阳就是阳明之意。手阳明大肠主津，火燥伤津，多出现目黄、口干等临床表现；足阳明胃主血，胃热则临床多出现消谷善饥的症状，火热内伏血分则令血少不足。在"秋燥论"中，喻昌曾指出津枯血少都是燥气致病的表现。另外，阳明胃肠有热，日久肠燥津枯，大便干结难解，所饮之水不能润燥，反因肠胃燥火逼迫而直趋膀胱，因而出现小便频数。

上消是由于中消日久不愈，传变而来。胃中燥热，上熏心肺，日久上焦燥热，心火偏亢，金受火刑，肺阴大伤。《内经》曰："心移热于肺，传为鬲消。"但临床上很少出现单纯的上消证，中消和上消同时并存的情况更为常见。喻昌治疗消渴所选录方剂也多是上消和中消同时治疗。

下消多出现在消渴晚期。中消肠胃燥热，大便干结，火热随所饮之水急入膀胱，阴津从小便流失，日久导致下焦肾阴耗损，燥热更盛。在正常情况下，心肾相交，水火既济。但上消心肺有热，纵欲房劳之人，肾精不足，心火直下肾中，阴精无以上奉，而令下焦阴虚火旺。肾中阴阳失衡，主水液气化之功能失调，因而下消多伴见水肿，或饮水一斗小便一斗等症状。

（4）消渴的治法及方药

消渴的治疗需分阶段和病位施治。喻昌认为，消渴初起阶段当立即生津补水，降火彻热；中消需急救金水二脏，以保护津液生化之源；下消当润燥养血，补益肾阴为主，不宜再用清气分之方药。另外，消渴治疗还要重视善后调理，在消渴恢复期，仍然要清养肺胃之阴，滋润枯槁之脾土，以防酿生痈疽疮疡。

中消分阴阳两种证型。治疗阳热证用喻昌自创方，方药组成：久蒸大黄、甘草、人参，做成丸剂服用。此方攻补兼施，急缓互调，渐消胃中积火。治疗脾虚阴证，代表方剂如钱氏白术散，方药组成：人参、白术、白茯苓、甘草、藿香、木香各一两，干葛二两，碾为细末，水煎温服。此方为四君子加减方，可以健脾化湿，升举脾气，用于脾气虚之消渴。

治疗上消的代表方剂如《金匮要略》的文蛤散、白虎加人参汤。文蛤散以文蛤五两，杵为散，沸汤和服方寸匕。此方功在咸寒软坚，利水彻热，消渴初起便宜用本方。白虎加人参汤，方药组成：知母六两，石膏一斤，甘草三两，粳米六合，人参二两，以水煮米熟汤成去滓温服。此方能急救肺胃之阴，是清气分燥热以解消渴的代表方剂。

下消也分为阴阳两种证型。下消阳证以肾阴虚火旺为特点，代表方剂如六味地黄丸；下消阴证以肾气虚不能蒸动津液上承为特点，代表方剂如《金匮》肾气丸。

此外，喻昌还选录了生地黄饮子、天门冬丸、猪肾荠苨汤、忍冬丸等治疗消渴的方剂。

"生地黄饮子"能生精补血，润燥止渴，疏降心火，通利二便，治疗消渴咽干，面赤烦躁。方药组成：人参、生干地黄、熟干地黄、炙黄芪、天门冬、麦门冬、炒枳壳、石斛、枇杷叶、泽泻、炙甘草各等分，锉为散，水煎，食远临卧顿服。

"天门冬丸"治疗初得中下二消，食后如饥，手足烦热，背膊疼闷，小便白浊。方药组成：天门冬、干土瓜根各一两半，瓜蒌根、熟地黄、焙知母一两半，肉苁蓉（酒浸一宿切，焙）、鹿茸、五味子、赤石脂、泽泻各一两半，鸡内金三具（微炙），桑螵蛸（炙）十枚，煅牡蛎二两，苦参一两。上述药物研为细末，炼蜜为丸，如梧桐子大。每服二十丸，饭前用小米汤送服。喻昌认为方中赤石脂应该去掉，每次服用六十丸才易见效。

"猪肾荠苨汤"治疗上下二焦火热炽盛的消渴，兼见尿频，日夜尿八九升。方药组成：猪肾二具，大豆一斤，荠苨、石膏各三两，人参、茯苓（一作茯神）、知母、葛根、黄芩、磁石（绵裹）、瓜蒌根、甘草各二两。㕮咀为细末，用水一斗五升，先煮猪肾、大豆，取一斗，去滓，下药煮取三升，分作三服，渴急饮之。下焦热者，夜辄服一剂，渴止勿服。喻昌分析说，此方是在白虎等清凉方剂的基础上，加入猪肾、大豆、磁石，引清凉入肾；渴急畅饮，可以清上下二焦炽盛之火热。

"忍冬丸"用于消渴病的善后调理，可以预防消渴恢复期痈疽发作。此方以忍冬草全株入药，用米曲酒，于瓶内浸，糠火煨一宿，取出晒干，加甘草少许研为末，酒煮糊为丸，如梧桐子大。每服五十丸至百丸，酒送服。喻昌认为此方能养阴退阳，调和荣卫血脉，非常适合于火热炽盛的患者，将其称赞为"服食仙方"。

此外，"消渴门方"中，喻昌还记录了治疗消渴背部生痈疽的"蓝叶汤"，消渴后期出现浮肿的"紫苏汤"，治疗肌肉消瘦、小便频数的"乌梅木瓜汤"等二十多首方剂。

（5）误治迁延多生变证

对于消渴的治疗，喻昌强调禁用攻下法，因为下法会加重津液的损伤。他说："故下消之火，水中之火也，下之则愈燔。中消之火，竭泽之火也，下之则愈伤。上消之火，燎原之火也，水从天降可灭，徒攻肠胃，无益反损。"（《医门法律·卷六·消渴门》）消渴误用下法之后会出现下利不止、大便稀溏、脘腹胀满、肌肤水肿等变证，津液受损严重的还会引发脑疽、背疮。

另外，喻昌还指出消渴病忌用苦燥伤阴的药物。他引《内经》的理论分析，味过于苦，久从火化，导致脾气不濡，胃气乃厚，这也是消渴产生的根源之一。治疗消渴也不宜过用寒凉，否则水盛火湮，伤及五脏阳气，容易导致水肿腹胀等变证，而难以救治。治疗消渴不区分上、中、下三消的脏腑病位，不分辨热在血分还是气分，虽然用了养阴清热药也未必起效。比如肺消用地黄丸等方剂清其血分，肾消用白虎汤等方剂清其气分，则药不对证，这些都是医生的过失。

三、医案赏析

　　《寓意草》是喻昌的医案集，书中记录了喻昌亲自治疗的疑难医案 60 余则，案中详录病因和病情，讨论辨证精辟详明，并指出每案的关键和疑难之处，见解较独到。下文分类选取部分医案进行介绍（其中有一部分原文较难理解的医案直接翻译为现代白话文）。

（一）伤寒案

　　喻昌推崇《伤寒论》的学术思想，临证常师法张仲景，形式灵活，他善用经方，但也不完全拘泥，而且提出了许多独到的见解。《寓意草》医案中有伤寒病案十一则，采用经方二十余首。其治疗伤寒医案体现的特点如下：

1. 临证善辨阴阳

　　喻昌临证治病始终以辨证论治为核心，辨标本缓急、寒热虚实，挽救了许多危重患者。伤寒危重证候往往会出现寒热真假难辨的情况，喻昌临证善于把握辨证要点，在多则医案中谈到了阴证、阳证的鉴别问题。

（1）辨阴厥、阳厥

　　"辨黄长人伤寒疑难危证治验并详诲门人"中，喻昌讨论了阴厥、阳厥的鉴别。厥，主要指昏厥或四肢厥冷。他指出辨别证候阴阳，当注意审查疾病全过程的发展状态。若是伤寒初起发热，煎熬津液，出现鼻干、口渴、便秘，此为阳热证。如果热势继续加重，出现厥证，此为热深厥深之阳厥，病情持续发展则患者会昏迷。而阴厥属阴证，初起便因寒邪直中阴经，临床表现为唇青面白、遍体冷汗、小便清利、不渴、身蜷多睡，但醒后则意识清楚。可见，阳厥证由阳热证发展而来；阴厥证由中寒阴证发展而成。二者临床表现也截然不同。阳证不可能突然转变为阴厥；阴证也不会突然转化为阳厥。

案例

"黄长人犯房劳，病伤寒，守不服药之戒，身热已退。十余日外，忽然昏沉，浑身战栗，手足如冰。举家忙乱，亟请余至。一医已合就姜、附之药矣。余适见而骇之，姑俟诊毕，再三辟其差谬。主家自疑阴证，言之不入，又不可以理服，只得与医者约曰：此一病，药入口中，出生入死，关系重大。吾与丈各立担承，倘至用药差误，责有所归。医者云：吾治伤寒三十余年，不知甚么担承。余笑曰：吾有明眼在此，不忍见人活活就毙，吾亦不得已耳。如不担承，待吾用药。主家方才心安，亟请用药。余以调胃承气汤，约重五钱，煎成热服半盏。少顷，又热服半盏。其医见厥渐退，人渐苏，知药不误，辞去。仍与前药服至剂终，人事大清，忽然浑身壮热，再与大柴胡一剂，热退身安。门人问曰：病者云是阴证见厥，先生确认为阳证，而用下药果应，其理安在？答曰：其理颇微，吾从悟入，可得言也。凡伤寒病，初起发热，煎熬津液，鼻干、口渴、便秘，渐至发厥者，不问而知为热也。若阳证忽变阴厥者，万中无一，从古至今无一也。盖阴厥得之阴证，一起便直中阴经，唇青面白，遍体冷汗，便利不渴，身蜷多睡，醒则人事了了，与伤寒传经之热邪，转入转深，人事昏惑者，万万不同。诸书类载阴阳二厥为一门，即明者尤为所混，况昧者乎！如此病，先犯房室，后成伤寒，世医无不为阴厥之名所惑，往往投以四逆等汤，促其暴亡，而诿之阴极莫救，致冤鬼夜嚎，尚不知悟，总由传派不清耳。盖犯房劳而病感者，其势不过比常较重，如发热则热之极，恶寒则寒之极，头痛则痛之极。所以然者，以阴虚阳往乘之，非阴乘无阳之比。况病者始能勿药，阴邪必轻，旬日渐发，尤非暴证，安得以厥阴之例为治耶！且仲景明言，始发热六日，厥反九日，后复发热三日，与厥相应，则病旦暮愈；又云厥五日，热亦五日，设六日当复厥，不厥者自愈。明明以热之日数，定厥之痉期也。又云厥多热少则病进；热多厥少则病退；厥愈而热过久者，必便脓血发痈；厥应下而反汗之，必口伤烂赤；先厥后热，利必自止；见厥复利，利止反汗出咽痛者，其喉为痹；厥而能食，恐为除中；厥止思食，邪退欲愈。凡此之类，无非热深发厥之旨，原未论及于阴厥也。至于阳分之病，而妄汗、妄吐、妄下，以至势极。如汗多亡阳，吐利烦躁，四肢逆冷者，皆因用药差误所致，非以四逆、真武等汤挽之，则阳不能回，亦原不为阴证立方也。盖伤寒才一发热发渴，定然阴分先亏，以其误治，阳分比阴分更亏，不得已从权用辛热先救其阳，与纯阴无阳阴盛格阳之证，相去天渊。后人不窥制方之意，见有成法，转相效尤，不知治阴证以救阳为主，治伤寒以救阴为主。伤寒纵有阳虚当治，必看其人血肉充盛，阴分可受阳药者，方可回阳。若面黧舌黑，身如枯柴，一团邪火内燔者，则阴已先尽，何阳可回耶？故见厥除热，存津液元气于什一，已失之晚，况敢助阳劫阴乎！《证治》方云：若证未辨阴阳，且与四顺丸试之。《直指方》云：未辨疑似，且与理中丸试之。亦可见从前未透此关，纵有深心，无可奈何耳。因为子辈详辨，并以告后之业医者。"

——《寓意草·辨黄长人伤寒疑难危证治验并详诲门人》

按语： 从病程来看，患者起病为伤寒，有发热症状，病程十余日后，因犯房劳而转为昏厥。由于初起为阳热证，房劳耗伤肾精，则更令阴虚火旺，因而热势加重，没有导致阳虚的病因存在。因此，喻昌断定此证为真热假寒之阳厥证，用调胃承气汤咸寒泻热，少量频服后，患者里热渐减而苏醒。调胃承气汤中有大黄、芒硝、炙甘草，其目的不在于攻下，而是缓泻肠胃积热，调和肠胃，承顺胃气，使胃气得和，气机相接。服调胃承气汤一剂后，中焦气机恢复升降，阴阳格拒的病势得以扭转，里热向外透散，患者真热之象外显，因而浑身壮热。最后用大柴胡汤，此方为小柴胡汤加枳实、芍药、大黄组成，有表里双解之功效，继续清泻表里邪热而痊愈。

（2）辨真寒假热

在医案"辨徐国祯伤寒疑难急证治验"中，喻昌讨论了真寒假热证的辨治。他指出伤寒危重证，往往会出现寒热真假的情形，临证当注意一些细节。

案例1

徐国祯伤寒六七日，身热目赤，索水到前复置不饮，异常大躁，将门牖洞启，身卧地上，辗转不快，更求入井。一医汹汹，急以承气与服。余证其脉，洪大无伦，重按无力。谓曰：此用人参、附子、干姜之证，奈何认为下证耶？医曰：身热目赤，有余之邪，躁急若此，再以人参、附子、干姜服之，逾垣上屋矣。余曰：阳欲暴脱，外显假热，内有真寒，以姜附投之，尚恐不胜回阳之任，况敢纯阴之药重劫其阳乎？观其得水不欲咽，情已大露，岂水尚不欲咽，而反可咽大黄、芒硝乎？天气燠蒸，必有大雨。此证顷刻一身大汗，不可救矣。且既认大热为阳证，则下之必成结胸，更可虑也。惟用姜、附，可谓补中有发，并可以散邪退热，一举两得，至稳至当之法。何可致疑？吾在此久坐，如有差误，吾任其咎。于是以附子、干姜各五钱，人参三钱，甘草二钱，煎成冷服，服后寒战，戛齿有声。以重绵和头覆之，缩手不肯与诊，阳微之状始著。再与前药一剂，微汗热退而安。

——《寓意草·辨徐国祯伤寒疑难急证治验》

按语：本则医案中，患者虽然出现身热目赤、异常烦躁、乘凉卧冷等热象，但喻昌根据患者索水置前而不欲饮的表现，推断外在的热象属假热。证候表现过于剧烈往往会迷惑医者视线，其实寒热真假证总会在一些细节处暴露其真相，是否喜饮凉水便是一例。其外显之假热，是因内有真寒，阳欲暴脱之故。喻昌所用方药附子、干姜、人参，实为"干姜附子汤"加人参。《伤寒论》言："下之后，复发汗，昼日烦躁不得眠，夜而安静，不呕不渴，无表证，脉沉微，身无大热者，干姜附子汤主之。"(《伤寒论·卷三·辨太阳病脉证并治中》)张仲景用干姜附子汤治疗阴盛格阳之重证，此方由四逆汤去炙甘草而成，由于阴寒较盛故而去甘草之甘缓，单用姜附燥烈之品，直接温散少阴经寒邪。喻昌于此方中加人参，又有参附汤之意，取大补元气、回阳固脱之功效。

2. 灵活运用经方

喻昌重视《伤寒论》的理论，临证也善用经方，深刻领会经方制方之意，在使用中能切中病机，并根据实际情况，加减化裁运用经方。

案例 2

张令施乃弟伤寒坏证，两腰偻废，卧床彻夜痛叫，百治不效，求诊于余。其脉亦平顺无患，其痛则比前大减。余曰：病非死证。但恐成废人矣。此证之可以转移处，全在痛如刀刺，尚有邪正互争之象；若全然不痛，则邪正混为一家，相安于无事矣。今痛觉大减，实有可虑，宜速治之。病者曰：此身既废，命安从活，不如速死！余蹙额欲为救全，而无治法。谛思良久，谓热邪深入两腰，血脉久闭不能复出，只有攻散一法。而邪入既久，正气全虚，攻之必不应，乃以桃仁承气汤，多加肉桂、附子，二大剂与服。服后即能强起，再仿前意为丸，服至旬余全安。此非昔人之已试，乃一时之权宜也，然有自来矣。仲景于结胸证，有附子泻心汤一法，原是附子与大黄同用，但在上之证气多，故以此法泻心，然则在下之证血多，独不可仿其意，而合桃仁、肉桂以散腰间之血结乎！后江古生乃弟，伤寒两腰偻废痛楚，不劳思索，径用此法，二剂而愈。

——《寓意草·治伤寒坏证两腰偻废奇验》

按语：此患者因伤寒误治后出现两腰疼痛、麻木、腰不能俯仰。喻昌分析患者病机为伤寒余邪闭结腰间，阻滞血脉，提出以"攻散"法开其闭阻之邪，治疗选桃仁承气汤加肉桂、附子。"桃仁承气汤"出自明代方贤所著《奇效良方》，方药组成：桃仁一钱，甘草一钱，芒硝二钱，大黄四钱。该方是由《伤寒论》桃核承气汤去桂枝而成。以上两首方剂皆用于治疗伤寒下焦蓄血证，热结膀胱，少腹结血，其人如狂。为了加强温通血脉、活血散瘀之功效，喻昌在方中加入肉桂。方中加附子是取附子泻心汤温经回阳、扶阳固表之意。附子泻心汤由附子、大黄两味药组成，本用于治疗阳虚于外、热结于内之心下痞满。喻昌取附子温经散寒之力，加强了桃仁承气汤温通血脉、发散寒邪的功效。通过此医案，可看出喻昌善于抓住病机要点和经方方义，临证根据病机变化灵活加减化裁运用经方，因而取得良好疗效。

3. 重视扶正护津

喻昌治疗伤寒非常重视正气盛衰，尤其是在补气和扶阳方面多有发挥。他指出有内伤之人，稍微感受外邪，立刻就会发病；而体质壮实之人，必须是感邪深重才会发病。临床上外感病往往兼夹内伤者多，因此治疗外感的同时也须兼治内伤，但要分清主次。若患者七分外感，三分内伤，治疗当以外感药为主，但宜用缓剂、小剂，还要加姜、枣等和中之药为引，以防发散太过耗伤气血；若患者七分内伤，三分外感，治疗用药全以内伤为主，但也要加入一二味透表药，而且热服以助药力之发散，正气足则外感自解。总之，临床要分辨虚实，合理运用扶正祛邪法。

案例 1

望八老翁，下元虚惫，阳浮于上，与在表之邪相合，所谓戴阳之证也。阳已戴于头面，不知者更行表散，则孤阳飞越，而危殆立至矣。此证从古至今，只有陶节庵立法甚妙，以人参、附子等药，收拾阳气，归于下元，而加葱白透表以散外邪，如法用之即愈，万不宜迟……此证颇奇，全似伤寒戴阳证，何以伤风小恙亦有之？急宜用人参、附子等药，温补下元，收回阳气。不然子丑时一身大汗，脱阳而死矣……然后知伤风亦有戴阳证，与伤寒无别，总因其人平素下虚，是以真阳易于上越耳。

——《寓意草·辨黄起潜曙修时气伤寒治各不同》

按语： 本案中患者年事已高，下焦阳气不足，伤寒病程中容易真阳上越而出现戴阳等危重证候，故急用人参、附子等药温补阳气，防止夜半自然界阴盛阳衰之时出现脱阳的危险；但由于患者表证未除，不得以又加葱白微微发汗，给邪气以出路。阳虚之人，非常忌讳发汗解表，发表则阳气升腾，孤阳飞越而出现肌肤寒栗、冷汗淋漓、四肢逆冷等亡阳表现，此时宜急用四逆汤、真武汤等方药回阳救急。在外感病扶正祛邪方面，喻昌喜欢用人参。他指出某些伤寒病人，汗吐下皆不见效，这是因为正气虚不能驱邪外出的缘故。若患者正气充足，感受外邪后，仅需单纯使用发汗药，病邪就会祛散；但体质虚弱，元气不足，用发汗药则正气更虚，外邪反不易散。所以，他提倡治疗虚人外感，应当用少许人参加入发表药中，少助元气，祛邪而不伤正。即使是治疗伤寒的和解剂，如小柴胡汤当中的人参也是必不可少之品。虽然喻昌认为人参、附子等药可以收纳阳气归于下元，但同时他又指出，用温阳药前先要审察患者体质是否能耐受温补。若素体阴虚之人，经伤寒发热则津液更伤，出现面色黧黑、舌质焦黑、身如枯柴等表现，说明邪火内燔、阴精已尽。此时即使出现阴损及阳之亡阳证，也不可轻易用温阳药，以防助阳而劫阴。于是他提出"阴证以救阳为主，治伤寒以救阴为主"的伤寒治疗指导思想。这里的"救阴"不是说要滋阴养液，而是要保护津液之意，防止误治伤损津液。

4. 伤寒善后调理

喻昌提出伤寒善后用药当以"补虚""清热"为宗旨。疾病初愈出现身体亏虚，当分气虚还是津亏，病位当分在脾还是在胃。脾气虚者会出现纳呆、饮食不化等表现，当用健脾益气之法治疗；胃中津液不足，也会出现身体虚羸少气的表现，补养胃阴则虚羸自复。津液不足正是伤寒恢复期出现虚象的原因，此时生津液即是补虚。恢复津液，宜用甘寒之药。喻昌提示伤寒发热后往往余热未尽而津液耗损，不宜用黄芪、白术等健脾益气之品，以防壅滞敛邪。

伤寒发热后，人体元气已虚而余热未尽。此时补气则助热，清热则伤气。喻昌提示，伤寒热邪有虚实之分，伤寒初期之热为实热，可用苦寒药以清热；外感恢复期之热为虚热，只可用甘寒生津之药以清透余热。麦冬、生地、梨汁等皆属甘寒生津之品。

另外，在饮食方面，喻昌提倡以素食淡味为主，以五谷蔬菜为主食，经络疏通而利于热邪透散。若不知调摄之法，见精神不佳而急于用肥甘油腻的饮食进补，不但虚证不除，反会生痰生湿阻滞经络，热邪久久难出，迁延病程。

案例 2

王玉原昔年感证，治之不善，一身津液尽为邪热所烁，究竟十年，余热未尽去，右耳之窍尝闭，今夏复病感，缠绵五十多日，面足浮肿，卧寐不宁，耳间气往外触。盖新热与旧热相合，狼狈为患，是以难于去体。医者不察其绸缪胶结之情，治之茫不中窾，延至秋深，金寒水冷，病方自退。然浅者可退，深者莫由遽退也。面足浮肿者，肺金之气为热所壅，失其清肃下行之权也；卧寐不宁者，胃中之津液干枯，不能内荣其魂魄也；耳间大气撞出者，久闭之窍，气来不觉，今病体虚羸，中无阻隔，气逆上冲，始知之也。外病虽愈，而饮食药饵之内调者，尚居其半，特挈二事大意，为凡病感者，明善后之法焉。盖人当感后，身中之元气已虚，身中之邪热未净。于此而补虚，则热不可除；于此而清热，则虚不能任。即一半补虚，一半清热，终属模糊，不得要领。然舍补虚清热外，更无别法，当细辨之。补虚有二法：一补脾，一补胃。如疟痢后脾气衰弱，饮食不能运化，宜补其脾；如伤寒后胃中津液久耗，新者未生，宜补其胃。二者有霄壤之殊也。

清热亦有二法：初病时之热为实热，宜用苦寒药清之；大病后之热为虚热，宜用甘寒药清之，二者亦霄壤之殊也。人身天真之气，全在胃口，津液不足即是虚，生津液即是补虚。故以生津之药，合甘寒泻热之药，而治感后之虚热。如麦门冬、生地黄、牡丹皮、人参、梨汁、竹沥之属，皆为治法。仲景每用天水散以清虚热，正取滑石、甘草一甘一寒之义也。设误投参、芪、苓、术补脾之药为补，宁不并邪热而补之乎？至于饮食之补，但取其气，不取其味。如五谷之气以养之，五菜之气以充之。每食之间便觉津津汗透，将身中蕴蓄之邪热，以渐运出于毛孔，何其快哉！人皆不知此理，急于用肥甘之味以补之，目下虽精采健旺可喜，不思油腻阻滞经络，邪热不能外出，久久充养完固，愈无出期矣。前哲有鉴于此，宁食淡茹蔬，使体暂虚而邪易出，乃为贵耳！前药中以浮肿属脾，用苓、术为治；以不寐责心，用枣仁、茯神为治。总以补虚清热之旨未明，故详及之。

——《寓意草·辨王玉原伤寒后余热并永定善后要法》

按语： 通过本则医案可知，外感病治疗不当，会引发内伤杂病。邪气潜藏于体内所引发的病变，中医称为"伏邪发病"，又称"伏气"。素患伏气之人，正气被伏邪耗损，故不可过用攻伐之品；也不可滥用补药，以防助长伏邪。本案中患者属新感引动伏邪发病，其耳聋、失眠、浮肿等症状皆说明脏腑功能失调，喻昌认为此乃伤寒余热内扰之故。其所用方剂为滑石、甘草、茯苓、白术、酸枣仁、茯神。其中滑石、甘草为"天水散"，即"六一散"，能清暑利湿，使热邪从小便而泻；茯苓、白术，健脾消肿而无助热之弊；酸枣仁，养肝宁心以安神；茯神，渗湿健脾以宁心。全方切合病机，共达补虚清热之旨。

（二）温病案

运用伤寒方剂治疗温病是喻昌的一大特色。临床中，他善于圆机活法扩大经方使用范围。

案例

金鉴春月病温，误治二旬，酿成极重死证，壮热不退，谵语无伦，皮肤枯涩，胸膛板结，舌卷唇焦，身蜷足冷，二便略通，半渴不渴，面上一团黑滞。从前诸医所用之药，大率不过汗、下、和、温之法，绝无一效，求救于余。余曰：此证与两感伤寒无异，但两感证日传二经，三日传经已尽即死；不死者，又三日再传一周，定死矣。此春温证不传经，故虽邪气留连不退，亦必多延几日，待元气竭绝乃死。观其阴证、阳证，两下混于一区，治阳则碍阴，治阴则碍阳，与两感证之病情符合。仲景原谓死证，不立治法，然曰发表攻里本自不同，又谓活法在人，神而明之，未尝教人执定勿药也。吾有一法，即以仲景表里二方为治，虽未经试验，吾天机勃勃自动，若生变化行鬼神之意，必可效也。于是以麻黄附子细辛汤，两解其在表阴阳之邪，果然皮间透汗，而热全清。再以附子泻心汤，两解其在里阴阳之邪，果然胸前柔活，人事明了，诸证俱退，次日即思粥，以后竟不需药。只此二剂，而起一生于九死，快哉！"

——《寓意草·治金鉴伤寒死证奇验》

按语： 本案中病人患春温，误治而出现危险证候。喻昌认为此证属表里同病，在外有高热不退、足冷身蜷、皮肤枯涩；在内则半渴不渴、胸膛板结、二便不畅；而且正气受损，津液损伤，心神被扰，出现舌卷唇焦、谵语无伦。《内经》中记载的伤寒两感证，即是表里两经同时受邪，热势深重，扰乱心神，劫伤津液，传变迅速之证。于是，喻昌推断此例患者所患之春温与《内经》所言伤寒两感证之病机极为相似，都是表里同病而且正气内虚。虽然伤寒两感证有传经的变化而春温不传经，但只要病机相同就可以用同样的治法。在治疗上，《内经》两感证只提到过"汗""泄"两大治法，但没有具体方药。喻昌确认病机后，创造性地用《伤寒论》中治疗阳虚外感证的麻黄细辛附子汤散在外之表邪，用附子泻心汤温阳于外、泄热于内。麻黄细辛附子汤主治"少阴病，始得之，反发热，脉沉者"（《伤寒论·卷六·辨少阴病脉证并治》）；附子泻心汤由大黄、黄连、黄芩、附子组成，主治阳虚于外，热结于胃，"心下痞满，而复恶寒汗出者"（《伤寒论·卷四·辨太阳病脉证并治下》）。两方合用，寒热并用、攻补兼施、表里同治，切合病机，故获奇效。实践证明，喻昌灵活运用伤寒方药治疗春温危重证候，取得了满意疗效。说明，正确辨识病机可以扩大经方运用范围，经方不仅仅只能用于治疗伤寒。

（三）小儿惊风案

《寓意草》中记载了两则小儿惊风之医案，皆因世俗之医者不明小儿惊风是由外感引发之道理，误用镇惊清热、金石寒凉等药而出现危证。喻昌通过医案阐发了惊风发病多因小儿饮食不节，损伤脾胃，积滞内停而外感风寒。前一则医案为外感寒湿，内有积滞，大肠燥结；后一则医案因过食生冷硬物，导致脾虚而成慢脾风。可见，喻昌虽然认为小儿惊风多为外感风寒兼素有内热引起，不可误用补气药，但他临床治疗小儿惊风，仍然遵循辨证论治的原则，属慢脾风者仍会用补气健脾之方药治疗。

案例1

袁仲卿乃郎入水捉彭蚏为戏，偶仆[①]水中，家人救出，少顷大热呻吟。诸小儿医以镇惊清热合成丸、散与服，二日遂至昏迷不醒，胸高三寸，颈软，头往侧倒，气已垂绝，万无生理。再四求余往视。诊其脉，止存蛛丝，过指全无，以汤二茶匙滴入口中，微有吞意。谓之曰：吾从来不惧外症之重，但脉已无根，不可救矣。一赵姓医曰：鼻如烟煤，肺气已绝，纵有神丹，不可复活。余曰：此儿受症何至此极。主人及客俱请稍远，待吾一人

———

① 仆：通假字，通"扑"。下文同此。

独坐，静筹其故。良久曰：得之矣！其父且惊且喜，医者愿闻其说。余曰：惊风一症，乃前人凿空妄谭，后之小儿受其害者，不知几千百亿兆，昔与余乡幼科争论，殊无证据。后见方中行先生《伤寒条辨》后附痉书一册，专言其事，始知昔贤先得我心，于道为不孤。如此症因惊而得，其实跌仆水中，感冷湿之气，为外感发热之病，其食物在胃中者，因而不化，当比夹食伤寒例，用五积散治之。医者不明，以金石寒冷药，镇坠外邪深入脏腑，神识因而不清；其食停胃中者，得寒凉而不运；所进之药，皆在胃口之上，不能透入，转积转多，以致胸高而突。宜以理中药，运转前药。倘得症减脉出，然后从伤寒门用药，尚有生理。医者曰：鼻如烟煤，肺气已绝，而用理中，得毋重其绝乎？余曰：所以独坐沉思者，正为此耳。盖烟煤不过大肠燥结之征，若果肺绝，当汗出大喘，何得身热无汗？又何得胸高而气不逼，且鼻准有微润耶？此余之所以望其有生也。于是煎理中汤一盏与服，灌入喉中，大爆一口，果然从前二日所受之药，一齐俱出，胸突顿平，颈亦稍硬，但脉仍不出，人亦不苏。余曰：其事已验，即是转机。此为食之未动，关窍堵塞之故。再灌前药些少，热已渐退，症复递减。乃从伤寒下例，以玄明粉一味化水，连灌三次，以开其大肠之燥结。是夜下黑粪甚多，次早忽言一声云：我要酒吃。此后尚不知人事，以生津药频灌，一日而苏。

——《寓意草·辨袁仲卿小男死症再生奇验并详诲门人》

按语：此案中患儿落水受寒而发热，本应解表发汗以退热，然小儿少阳之体，卫气郁闭化热迅速，易出现高热惊风。前医见热势壮盛，忽略了表证，而误用清热镇惊药，热邪无出路而更加郁扼，高热内闭心包而昏迷不醒；加之金石类药物寒凉重镇太过，阻碍脾胃运化，气机闭阻，所服之药不能发挥清热作用。喻昌用理中汤温运中焦，化解了阴阳格拒之态势，令前面所服金石寒凉之药性徐徐发挥作用，内郁之热势渐减，故患儿身热渐退。但由于内郁之热早已消耗肠胃津液，以致大便秘结，气机难以通畅，故患儿热虽退而仍未苏醒。喻昌用玄明粉化水灌服，咸寒软坚润下，实取调胃承气汤承顺胃气之义，仅此一味药单用，药力精专，以达救急之目的。燥屎既下，气机复常，患者方能苏醒，最后以生津扶正之药调理善后。可见，喻昌临证治病，思路清晰，临危不乱，有条不紊。

案例 2

卫庠沙无翼，门人王生之表兄也。得子甚迟，然纵啖生硬冷物，一夕吐食暴僵，不省人事。医以惊风药治之，浑身壮热，面若装朱，眼吊唇掀，下利不计其数，满床皆污。至寓长跽请救。诊毕谓曰：此慢脾风候也。脾气素伤，更以金石药重伤，今已将绝，故显若干危症。本有法可救，但须七日方醒。恐信不笃而更医，无识反得诬罪生谤。王生坚请监督其家，且以代劳，且以壮胆。于是用乌蝎四君子汤，每日灌一大剂，每剂用人参一钱。其家虽暗慌，然见面赤退而色转明润，便泻止而动移轻活，似有欲言不言之意。亦自隐忍。至第六晚，忽觉手足不宁，揭去衣被，喜吞汤水，始极诋人参之害。王生先自张皇，竟不来寓告明，任其转请他医。才用牛黄少许，从前危症复出，面上一团死气，但大便不泻耳。重服理脾药，又五日方苏。是役也，王生于袁仲卿一案若罔见，而平日提命，凡治阴病，得其转为阳病，则不药自愈；纵不愈，用阴分药一剂，或四物二连汤，或六味地黄汤以济其偏，则无不愈，亦若罔闻。姑为鸣鼓之攻①，以明不屑之诲。

————《寓意草·辨袁仲卿小男死症再生奇验并详诲门人·附沙宅小儿

---

① 鸣鼓之攻：成语"鸣鼓而攻之"，意为大张旗鼓地加以声讨，比喻宣布罪状，谴责或声讨。该典故出自《论语·先进》。春秋时期，鲁国的季康子主张改革农田制度，承认私人可以拥有土地，想试行按亩征税，他的属下冉求是孔子的学生，就让冉求去征询孔子的意见。孔子反对改变王法，冉求支持季康子的改革，孔子就号召他的其他学生敲着鼓去进攻冉求。

治验》

按语： 此医案中患儿为喻昌门人王生的亲戚，因治疗过程中王生未能坚守原则，任由患家更换医生，致使患儿误治周折。喻昌非常气愤自己的学生学业不精，未能从以往的案例中吸取经验教训，因而他重申阴寒病证治疗原则以警诫门人。他认为治疗阴寒病证必须坚持服用温阳药，若阴寒证转为阳热证则病愈；若温阳药使用太过而出现变证，仅需少用清热养血之四物二连汤，或滋阴补肾之六味地黄汤，纠偏救弊即可痊愈。本案中患儿平素过食生冷硬物，脾胃受损，而且又无外感病因，其所患惊厥实为慢脾风，治疗当补益脾胃为主。乌蝎四君汤出自《仁斋小儿方论》，由四君子汤加少许生川乌、少许焙全蝎，捣为散剂，每服半钱，加生姜、大枣煎服，主治小儿慢脾风。因患儿脾胃大虚，仓廪不固，泻下不止，虚阳浮越而现戴阳之候，喻昌用此方加大剂量，尤其是人参的用量至一钱，以增强益气健脾固脱之功效。服药六日，患儿出现躁动不安诸表现，说明阳气来复，阴证开始转阳，本为疾病好转之征兆。但由于误用牛黄苦凉之品，再次损伤阳气，病势又加重。其后，仍坚持服用健脾药，恢复中焦阳气而痊愈。通过以上两则惊风医案，喻昌旨在说明治疗小儿惊风当重视分辨病因，外感高热惊风清解表热则风自息，慢脾风补益脾气而风可灭。但以上两类惊风，皆禁用金石寒凉重镇之药，以免损伤中焦阳气而加重病情。

（四）中风案

喻昌认为中风多因阳气受损所致，其病因多为房室过度，扰动体内阳气、伤伐元阳之根。因此，他提醒富贵之人，应当节欲保精，以预防中风。

案例

筠枝先生，创业维艰，大率得之节啬者多。然七旬御女不辍，此先天元阳固密，非人力之所为也。若能良贾深藏，可以百年用之不竭。奈何御女之故，而数扰其阳耶。夫阳者亲上而卫外，易出而难收者也。在根基浅露之躯，毫不敢肆情纵欲。幸而根深蒂固，不易动摇，乃以房中之术，自伐其根，而重加栽接，致大命危于顷刻。岂误以节啬之方，而倒施之御女乎！夏月阳气在外，阴气在内。此时调摄之药，全以扶阳抑阴为主。翁偶不快，实饮食起居如常，医者以壮年伤暑之药，香薷、黄柏、石膏、知母、滑石、车前、木通投之，即刻不支，卧于床褥。次早余见时，则身僵颈硬，舌强喉哑，无生理矣。余诊毕云：此证虽危，然因误药所致，甫隔一晚，尚可以药速追。急以大附子、干姜、人参、白术各五钱，甘草三钱，大剂煎服，可解此厄。万不宜迟。渠诸子不能决，余忙取药自煎。众议姑以前方煎四分之一，服之安贴，再煎未迟，只得从之。药成送进，适前医再至，遂入诊良久，阻药不用。余面辱其医，进房亲督灌药。寸香之久，翁大呕一声，醒而能言，但声雌而颤。呼诸子乳名，云适才见州官回。询其所由，开目视之不语。转问医者何人。曰江西喻。遂抬手一拱。又云：门缝有风来塞塞，余甚快。忙出煎所存三分之药以续进。维时姻族杂至，商以肩舆送余归寓。余断欲进药。众劝云：且暂回寓脉，或者明日再请。其意中必惧吾之面折医辈耳。及他医进药，哑聩如前，越二日而逝。余为之叹惜不已焉！七旬御女不辍，斧斤于内，而假庸医以权，长子次子继夭；斧斤于外，而开姻族以衅，气机久动，尚自谓百年无患也。于人乎何尤！

　　　　　　　　——《寓意草·直叙立刻救苏刘筠枝不终其用之故》

按语：本案中这位年过七旬的老人，因不节制房事，而动摇肾中真阳，虽平日看似无病，实则根基已伤。又加之庸医误治，未考虑患者年龄、体质特点而妄用清热利水药。清热则更伤已损之残阳，利水则令肾气愈虚。患者服清热药后出现舌謇身硬等中风症状，印证了喻昌关于阳虚邪客令人卒中的理论。他给患者所用附子、干姜、人参、白术、甘草，实为附子理中汤，急煎灌服，以挽固元阳。此方出自《三因极一病证方论》，主治五脏中寒，口噤，四肢强直，失音不语；或下焦虚寒，火不生土，脘腹冷痛，呕逆泄泻等证候。服药后患者立刻苏醒。但改服前清热利水之药又再度出现中风症状，终至不救。此案说明，喻昌提出治疗阳虚卒中当回阳就急的理论是经得起临床验证的。

（五）痹病案

1. 筋痹转为筋痿

喻昌提倡治疗痹病当扶助正气，但他也提示补虚要辨寒热，不可妄用温燥之品。临床上，痹病与痿病往往相互传变，难分彼此。

案例1

徐岳生躯盛气充，昔年因食指微伤见血，以冷水濯之，遂至血凝不散，肿溃出脓血数升，小筋脱出三节，指废不伸。迩来两足间，才至秋月，便觉畏冷，重绵蔽之，外扪仍热，内揣独觉其寒。近日从踵至膝后，筋痛不便远行。云间老医，令服八味丸，深中其意。及仆^①诊，自云平素脉难摸索，及肝肺二部，反见洪大。大为病进，况在冬月木落金寒时，尤为不宜。方来之势，将有不可向迩者。八味丸之桂、附，未可轻服也，何也？筋者肝之合也。附筋之血，既经食指之把取，存留无几，不能荣养筋脉。加以忿怒，数动肝火，传热于筋。足跗之大筋，得热而短，是以牵强不便于行也。然肝之所主者惟肺，木性畏金，禀令拥戴，若君主然。故必肺气先清，周身气乃下行。今肺脉大，则肺气又为心主所伤，壅窒不清，是以阳气不能下达而足寒也。然则所患虽微，已犯三逆：平素脉细，而今脉大，一逆也；肝脉大而热下传，二逆也；肺脉大而气上壅，三逆也。设误以桂、附治之，热者愈热，壅者愈壅，即日便成痿痹矣。此际用药，渊乎微乎，有寻常不能测识者！盖筋脉短劲，肝气内锢，须亟讲于金伐木荣之道。以金

---

① 仆：古人对"自我"的谦称。下文同此。

伐木，而木反荣，筋反舒，匪深通玄造者。其孰能知之？然非金气自壅，则木且奉令不暇，何敢内拒！惟金失其刚，转而为柔，是以木失其柔，转而为刚。故治此患，先以清金为第一义也。然清金又先以清胃为第一义。不清其胃，则饮酒焉，而热气输于肺矣；厚味焉，而浊气输于肺矣。药力几何，能胜清金之任哉！金不清，如大敌在前，主将懦弱，已不能望其成功，况舍清金，而更加以助火烁金，倒行逆施以为治耶，必不得之数矣。

翁见药石之言，漫无忌讳，反疑为张大其说，而莫之信，竟服八味丸。一月后，痿痹之情悉著，不幸所言果验。乃卧床一载，必不令仆一见。闻最后阳道①尽缩，小水全无，乃肺金之气，先绝于上，所以致此。明明言之，而竟蹈之，奈何奈何！

——《寓意草·论徐岳生将成痿痹之证》

按语：本案中患者因失血过多，血不养筋，又兼肝肺有热更加灼伤阴血，而出现畏寒肢冷、筋痛痿痹、难以行走的病证。因误服温补之药，病情加重，患者最终瘫痪。这说明，临床所见痹病有时会与痿病相兼，虽出现内热外寒之情形，临证当仔细辨别，认清病机。热痹、热痿而误用温补会加重病情。患者所服八味丸，即《金匮》肾气丸，其中熟地、山萸肉虽能补肝肾、养精血，但肉桂、附子却助热伤阴，故喻昌认为不宜久服。患者不听劝告，坚持服用八味丸，精血津液日渐枯竭，临终时阴茎短缩乃肝阴大亏、筋脉失养之表现，小便全无也是津液枯涸之象。可见，临床用药当防微杜渐，失之毫厘，谬以千里。

2. 风湿热痹

痹病为风、寒、湿三邪侵袭所致，这已为人熟知。但对于风湿热痹之

---

① 阳道：指男性生殖器。

成因，则很少有人论及。喻昌在本则医案中论述了风湿热痹形成之病因，多为内伤所致。此风多为内风，因房事不节，扰动体内之阳气，阴虚阳亢而化生内风。此风虽微，但日积月累，终成大患。此理论，在论述真中风的病机时，喻昌也阐述过。湿热之来源则有内外两途，内则因醇酒厚味酿生痰湿蓄热，外则感天地间之炎热湿蒸、山岚瘴气。因此，风湿热痹会呈现出与风寒湿痹截然不同的情形。就发病季节而言，前者冬季减轻，夏季加重；后者反之。在治疗用药方面，前者忌用温阳散寒之品，而宜用清热化湿、涤痰通络之方，即使少佐温通经络之药，仍必须以清热化湿为前提。但风湿热痹日久耗伤正气，卫阳不固而外感寒邪，营血不足而筋脉失养，出现风、湿、热、燥、寒同见之象，令病机更加复杂，难以施治。

案例 2

庚辰冬，于鼎翁公祖园中，识先生半面。窃见身体重着，履步艰难，面色滞晦，语言迟缓，以为有虚风卒中之候也。因为过虑，辛巳秋召诊间，细察脾脉，缓急不调，肺脉劲大，然肝木尚平，阳气尚旺，是八风之邪，未可易中。而筋脉掣痛，不能安寝者，大率风而加之以湿，交煽其虐所致。以斯知尚可引年而施治也，何也？风者肝之病，天之气也：湿者脾之病，地之气也。天气迅疾，故发之暴。益以地气之迂缓，反有所牵制而不能暴矣！然气别则病殊，而气交则病合。有不可不明辨者。病殊者，在天气则风为百病之长。其来微，则随相克为传次，必遍五脏而始烈；其来甚，则不由传次而直中，唯体虚之人，患始不测焉。在地气则湿为下体之患。其来微，则足跗肿大，然得所胜亦旋消；其来甚，则害及皮肉筋脉，以渐而上攻，亦唯阳虚之人，势始腾越焉。两者一本之天，一本之地。病各悬殊，治亦异法者也。病合者，天之气入于筋脉，地之气亦入于筋脉。时乎天气胜，则筋脉张而劲焉；时乎地气胜，则筋脉掣而缓焉。两者其源虽异，其流则同。交相蕴结，蔓而难图者也。先生房中之风，始虽不可知，然而所感则微也。至若湿之一字，既以醇酒浓味而酿之于内，又为炎蒸岚瘴而袭之于外。是以足患日炽，虽周身筋脉舒展，亦不自如。究竟不若足间昼夜掣痛，疮疡肿溃，浸淫无已也。夫春时之风也，夏时之湿与热也，秋时之燥也，三时之气。皆为先生一身之患者也。而一身之患，又唯一隅独当之，亦良苦矣。设内之风湿热燥不攘，足患其有宁宇乎？所可嘉者，惟冬月寒水司令，势稍减。而医者不识此意，每投壮筋骨之药酒，以驱其湿，不知此乃治寒湿之法，惟冬月病增者方宜。岂以风湿热湿，而倒行逆施，宁不重其困耶！况乎先生肺脉劲大，三四日始一大便，虽冬月亦喜形寒饮冷，而不常近火，何所见其为寒湿也哉。所以孙真人大小竹沥等方，风、湿、热、燥、寒五治之药俱备，笼统庞杂，后人全不知用。若识此义为去取，则神而明之之事矣。然则不辨证而用方者，几何而不误耶！

——《寓意草·论江冲襄先生足患治法》

按语：本案中患者因房劳不节、饮酒厚味，致令痰湿停聚、风热内生，兼外受风、寒、湿邪，经络气血闭阻，病机复杂。喻昌诊脉发现其肺脉大而有力，且大便燥结、贪凉喜冷，说明患者阳气尚足，体内之邪热化燥。喻昌主张用孙思邈大小竹沥汤治疗此病。这两首方剂均出自《备急千金要方》。大竹沥汤主治猝中风、口噤不能言、四肢缓纵、偏痹挛急、风经五脏、恍惚恚怒无常、手足不随等症，其方药组成有竹沥、独活、芍药、防风、茵芋、甘草、白术、葛根、细辛、黄芩、川芎、桂心、防己、人参、石膏、麻黄、生姜、茯苓、乌头。小竹沥汤主治痛疽气痛，其方药组成：淡竹沥、射干、杏仁、独活、枳实、白术、防己、防风、秦艽、芍药、甘草、茵芋、茯苓、黄芩、麻黄。此二方虽药物庞杂，但可风、湿、热、燥、寒五者同治，切合患者病机。可见，喻昌临床辨证细致入微，选方用药不泥常法。

（六）胸痹案

喻昌认为胸痹多因胸阳不振，浊阴之邪上干阳位所致。他在《医门法律》治疗胸痹的瓜蒌薤白半夏汤按语中附了治疗钱谦益胸痹轻证的医案一则。证明胸痹治疗当以温通阳气为主，并提醒医者不可过用破气散瘀之方药耗损胸中阳气。

案例

文学钱尊王，胸中不舒者经年，不能自名其状，颇以为虑。昌投以薤白汤，次日云：一年之病，一剂而顿除。抑何神耶？昌不过以仲景之心法为法耳，何神之有。然较诸家之习用白豆蔻、广木香、诃子、三棱、神曲、麦芽等药，坐耗其胸中之阳者，亦相悬矣。

——《医门法律·卷三·中风门·附痹证诸方》

按语：虽然张仲景在《金匮要略》中已经提供了治疗胸痹的十个方剂，然而并未阐明胸痹的病机要点。喻昌的贡献在于对胸痹病机和治法进行了总结。喻昌结合自己的"大气论"，将胸中阳气充足的状态比喻为离照当空；胸痹则好比地气上乘，而出现阴霾窒塞的状态。所以胸痹的病机要点在于：胸阳不振，阴寒上犯。从张仲景的方剂看，胸痹轻证只须用瓜蒌薤白白酒汤来通畅胸阳；胸痹重证，才用附子干姜等药以消散阴寒。因此，喻昌将胸痹治法比喻为"补天浴日"之法。

（七）疟疾案

《寓意草》中喻昌记载了三则治疗疟疾的医案。在治疗中虽未用到《医门法律》中例举的常用方剂，但其治疟的指导思想却是前后相应的。其治疟宗旨就是保存正气，明辨病机，通过各种治法进退，已达祛邪安正、和解少阳之目的。由于下面三个医案的原文中有一些古奥难懂之词句，为了方便阅读，未选录原文，直接叙述其内容。

1. 房劳之人患疟

在"论内伤转疟宜防虚脱并治验"中，喻昌阐述了房劳之人罹患疟疾预后不佳，容易变生元阳虚脱之危险证候。

患者袁继明，平素就有房劳内伤之病，近日偶感外邪。因感冒症状不严重，患者自己煎服葱姜汤发汗。汗后开始发热，三日后又变为寒热往来之疟疾。喻昌诊脉发现患者脉象虚大，按之中空无力。另外，虽为疟疾，但寒热不明显，患者呼吸急促，神情飞扬。喻昌断定此为元阳虚脱之候，需立即服用独参汤，大补元气，回阳固脱。他叮嘱患者家属，此药必须在疟疾未发作前服用，以防疟疾发作时大汗亡阳。患者父亲听后不相信，未给患者服药。等到第二天清晨五更时，患者出现精神恍惚的症状，患家才又扣门向喻昌求救。等买到人参时，患者的疟疾已经开始发作了。喻昌考虑到疟疾发作期不宜服补药，以免补固邪气，助长疟疾。只得等到寒热稍退，才给患者服药。服药时患者已经汗出黏湿，没多久果然大汗不止，昏迷不醒，口流白沫，药难以灌喂。等到下午日落时分，白沫改从患者肛门流出，口已不流白沫。喻昌判断认为，此时随着自然界阴阳消长，太阳回落，虚阳上越之势衰减，故而白沫从下窍排除，危险暂时缓解。但是，此时阳气下陷严重，内虚肠滑，单用独参汤恐难以挽回虚衰之阳气。于是，喻昌又急煎附子理中汤，令患者连服四剂。服药后，患者开始苏醒，可以说话了，但言谈不是很清楚。此时，门外有客人来探病，患者未见其人，却先知道有人来访。患者家人大惊，以为患者是被邪祟附体。喻昌安慰大家说，这是患者元阳未恢复之际，神魂相离的缘故，不用太过紧张。最后，喻昌又让患者再服独参汤和附子理中汤二剂善后，患者病情终于平稳。

2. 忧劳之人患疟

在医案"推原陆中尊疟患病机及善后法"中，喻昌阐述了患者因忧劳过度损伤正气而罹患疟疾，并分析此证的病机要点在于内伤脾胃，以及脾胃健运、气血生化对疟疾康复的重要性。

患者陆六息先生，平素身体魁梧壮实，精神饱满，气血旺盛，很少生病。自从担任官职以来，恰好赶上罕见的饥荒和大兵灾祸，陆氏为公务付出了百般的忧思劳苦，因而不慎感染疟疾。患疟后，饮食减少，大便艰涩，肌肉消瘦，形体困倦，口中时时嗳气，疟疾时轻时重，缠绵三月未愈，痛苦不堪。喻昌诊察脉证后认为，此证起因在于饥饱失常、劳倦过度，正气虚而患疟疾，病位主要在足阳明胃经。本来阳经受邪，病位表浅，疾病应该容易治愈。但由于前面的医生未辨明病机，药不中病，反而伤损了正气。喻昌处方用理中汤治疗，通过调脾胃后，疟疾立即好转。

喻昌分析说，胃为水谷之海，足阳明胃经为多气多血之经。此证患者饮食减少、大便艰涩，是由于脾胃运化迟缓之故。脾主四肢肌肉，脾虚四肢失养而出现肌肉消瘦、形体困倦。胃气不和，气机上逆而出现口中时时嗳气。喻昌进一步指出，脾胃在三焦气机升降中起着关键作用。脾胃健运则能升清降浊，水谷清气上升到肺而灌溉全身的经脉，水谷浊气下传大小肠从二便排除。中气旺盛，则浊气不能久停下焦，脐下丹田之真气才能上下通行无碍，呼吸有根而深达下元。患者大便艰涩、频频嗳气，反映出清浊升降失序，说明中焦有浊邪阻滞，运化不利。前一位医生用六味地黄丸治疗，药性凝滞，滋腻碍胃，反而助长浊阴之邪。喻昌所用理中汤，能够温运脾胃，升清降浊。方药与病机相吻合，故见效快捷。

3. 误用截疟变危证

在"力争截疟成胀临危救安奇验"中，喻昌记载了自己力排众议，成功治愈一例误用截疟法出现腹胀危证的患者。

患者刘泰来，32岁，是个白胖之人，夏天习惯用冷水淋浴止汗，常坐卧巷曲，当风乘凉。初秋之际，罹患疟疾，发作三五次后，有医生用截法治疗，疟疾不再发作，但出现胸腹胀满，日渐加重。在请喻昌诊病前十多天，患者病情突然转危，出现腹大胸高，上气喘急，二便不通，饮食不进，能坐不能卧，能俯不能仰等危急证候。患者家虽然请喻昌来诊病，同时也请了别的医生共同会诊。一位医生主张用大黄二两煎服以通大便。喻昌认为，此证非伤寒而是疟疾，大便不通并非热灼津伤，肠胃干结；而是太阴脾虚腹胀，属于气虚水停之腹胀。此证若服大黄则会中气大伤，腹胀而死。那位医生争辩不过喻昌，愤然离开患家。患者家属对喻昌的行为很恼怒，打算煎煮那位医生留下的大黄给患者喝。喻昌追随其后，将药扔到沟里。患者很惊愕，问喻昌还有什么方法可以救治他的病苦。喻昌列举了数十条医理，告诉患者此证应该服用理中汤。患者略知医理，认为喻昌虽然论理精细透彻，但始终不相信理中汤可以治愈腹胀，唯恐人参、白术等药会令腹胀加重。患者坚持不服理中汤，并说大黄都已服用过两剂也未曾见效，还是等第二天再看情况吧。喻昌极力劝阻，并告诉患者不用等到第二天，当天晚上子丑两个时辰，阴阳交接之时，必将出现大汗淋漓、眩晕等亡阳的证候。患者将信将疑，并准备好理中汤的药剂，打算如果真出现喻昌所说的情况再及时服药。喻昌提出要求说，自己愿意在患家客堂静坐以等候召唤，绝不影响患者家人休息。第二天，患者儿子告诉喻昌，昨晚患者果然出汗发晕，立刻服用理中汤后，睡了一会儿，醒后仍觉腹胀。由于服药后腹胀没有加重，似乎还略有好转，因此患者愿意尝试再服一剂药。喻昌于是加大了理中汤的剂量，将原来两剂药并作一料，增加人参到三钱，服药两次后，又加少许黄连。这次患者腹胀大减，能够被搀扶起床，走到客厅向喻昌致谢了。但患者担心大便不通已经多日，因而不敢进食，请求喻昌同意他服用少许大黄以通大便。喻昌告诉患者，此证并非伤寒，所以不必节食，要吃饭、要吃肉都可以，不会影响病情。患者很谨慎，还是不敢全然相信喻昌的话，于是喝了点老米煮成的清汤，还不敢吞食米粒。喻昌许诺说，次日保证让患者大便通畅。患者及家人听后，心情才放松了些。第二天，患家亲友都到了，患者亲自到客厅问喻昌该服什么药。喻昌处方用五苓散一剂。药刚喝进去，患者立即找马桶，小便先出，大便随之而下，顷刻泻下半桶之多。围观者，都被眼前的场景震撼了，不理解五苓散为何能通大便。喻昌解释说，患者几日未大便，腹中积满了先前服大黄所推荡的泄粪，但由于下焦阳气不足，膀胱气化不利，膀胱胀大，挤压大肠而令大便难下。服五苓散后，膀胱气化增强，小便一通，大肠的压力随之减轻，所以积粪顷刻泻下。

通过上述医论，可以看出喻昌对疟疾理法方药辨析之精详。而在医案的描述中，则又显示出喻昌临证治疟灵活自如，善于分析病机，明察病位，用药不拘成法的特点。

（八）痢疾案

在《寓意草》的"辨痢疾种种受症不同随症治验"篇中，喻昌记载了七则痢疾医案。其中有痢疾误诊误治的，也有久病不愈的，但其所用治法大多不是治疗痢疾的常规方法。通过辨证分析和精彩演绎，喻昌旨在说明临床上痢疾发病情形变化多端，治疗当灵活变通。

1. 腹泻误诊为痢疾

喻昌通过分析胡太夫人医案，说明痢疾方药不可随便用于治疗普通腹泻，二者病机不完全相同。痢疾为伏邪致病，遣散伏邪是治疗的关键，故常会用大黄等药荡涤湿热伏邪；而内伤泄泻多由于脾胃虚寒、脾虚失运，应当用理中汤、四君子汤等方剂补益脾胃，不可轻用"通因通用"之法。其实，喻昌在《医门法律》中已提到痢疾发病有明显的季节性，多发生于夏秋之季。这也是临床鉴别痢疾与腹泻的一个方面。

案例

胡太夫人偶然肚腹不宁，泻下数行，医以痢疾药治之，其利转多，更以通因通用之法，用九蒸大黄丸三钱下之，遂扰动胃气胀痛，全不思食，有似噤口痢状。余诊之，见六脉皆沉而伏，应指模糊。亟曰：此非痢疾之症，乃误治之症也。今但安其胃，不必治痢，而痢自止；不必治胀痛，而胀痛自止。于是以四君子汤为主治，少加姜、蔻暖胃之药，用之二剂，痢果不作。但苦胃中胀痛不安，必欲加入行气之药，以冀胀消痛止，而速得进食。余固争曰：宁可缓于食，不可急于药，盖以前因误药引动胃气作楚，始治乱民，惟有安之之法。若再加行气，则胀痛必无纪极。坚持前说，即用橘皮和中，亦须炒而又炒，绝不惹动其气，凡五日未得大便，亦不惹动其便，听其缓缓痛止胀消，食进便利，共七日全安。浑不见药之功，其实为无功之功也。噫！今之随主见而图可喜之功者，即生出事端，亦谓病之所有，非医之所造，谁悬明鉴而令丝毫莫遁耶？此所以成时医之世界也。

——《寓意草·辨痢疾种种受症不同随症治验》

按语： 此案中患者用大黄等清热泻下药后，下利更加严重，而且脉象沉弱，说明中阳不健，体内并无湿热停滞。因而，喻昌断定此病乃内伤腹泻，故用四君子汤补脾益气，加干姜以温中散寒，加肉豆蔻以温中固肠止泻。患者因腹胀而建议医生加强理气药力，但喻昌坚持用"塞因塞用"之法，即使少加橘皮，也要反复炒制，减其行气之力。患者服药多日，病情才得以缓解，可见"塞因塞用"等补益之法起效缓慢，医生当事先告知患者不可急于求成。

2. 痢疾初起夹内伤

痢疾初起时，喻昌提倡用辛凉解表法，通过解表使伏邪外散。若患者体质虚弱时，则不可妄行表散，更不宜用"通因通用"之法。

案例

张仲仪初得痢疾三五行，即请往诊，行动如常，然得内伤之脉，而夹少阴之邪。余诊毕即议云：此证仍宜一表一里，但表药中多用人参，里药中多用附子，方可无患；若用痢疾门诸药，必危之道也。仲仪以平日深信，径取前药不疑，然疾势尚未著也。及日西，忽发大热，身重如巨石，头在枕上，两人始能扶动，人事沉困，举家惶乱，忙忙服完表里二剂。次早诊时。即能起身出房。再与参附药二剂全安。若不辨证用药。痢疾门中几曾有此等治法乎。况于疾未着而早见乎。

——《寓意草·辨痢疾种种受症不同随症治验》

按语：此案中患者初患痢疾，又兼感外邪，由于素体阳虚，邪气直中少阴。故喻昌治疗以扶正为主，开了解表和温里两服药，嘱咐患者交替服用。其方剂中重用人参和附子，借人参之力协助解表药以治外感，并可升散伏邪以止痢；用附子温阳散寒以解内陷少阴经之里邪。可见，痢疾虽为湿热伏邪发病，但也会因患者体质而寒化，临床不可一概而论。

3. 逆流挽舟法治验

逆流挽舟法是喻昌治疗痢疾独创之法，适用于久病不愈之痢疾，代表方剂为人参败毒散。其方义在痢疾治法中已有介绍。在下述周信川医案中，喻昌又示范了逆流挽舟法具体实施的全过程，强调了服药期间的护理问题。

案例

周信川年七十三岁，平素体坚，不觉其老，秋月病痢，久而不愈。至冬月成休息痢，一昼夜十余行，面自浮肿，肌肤晦黑，求治于余。诊其脉沉数有力，谓曰：此阳邪陷入于阴之症也。吾当以法治之，尚可痊愈，明日吾自袖药，来面治。于是以人参败毒散本方煎好，用厚被围椅上坐定，置火其下，更以布条卷成鹅蛋状，置椅褥上，垫定肛门，使内气不得下走，然后以前药滚热与服，良久又进前药，遂觉皮间有津津微润，再溉以滚汤，教令努力忍便，不得移身。如此约二时之久，皮间津润总未干，病者心躁畏热，忍不可忍，始令连被卧于床上。是晚止下痢二次，已后改用补中益气汤，一昼夜止下三次，不旬日而全愈。盖内陷之邪，欲提之转从表出，不以急流挽舟之法施之，其趋下之势，何所底哉！闻王星宰世兄患久痢，诸药不效，苏郡老医进以人参败毒散，其势遽减，大有生机，但少此一段斡旋之法，竟无成功。故凡遇阳邪陷入阴分，如久疟、久痢、久热等症，皆当识此意，使其缓缓久久透出表外，方为合法。若急而速，则恐才出又入，徒伤其正耳。

——《寓意草·辨痢疾种种受症不同随症治验》

按语： 本案中患者年事虽高，体力尚支，非阳虚之人，脉象沉数有力说明邪气内陷之后并未寒化，只是中气稍弱，升举之力不足，故用人参败毒散益气扶正、散风除湿。通过喻昌的描述可知，运用逆流挽舟法的关键在于固护患者阳气，勿令元气下泻，进而托举内陷之伏邪缓缓自表而解。人参败毒散方中人参并非取其补养虚弱之功效，而是稍助元气，协解表药驱邪外出，故其剂量不必太多。每次服药量和服药频率，皆要根据患者反应来衡量，只需达到微微自觉皮肤间有汗的程度即可，不宜发汗太过或太急。在痢疾恢复期，等邪气稍散后，可加大扶正补虚的力度，改用补中益气汤调理善后。

4. 痢疾毒火内焚

痢疾病势卒暴凶猛者，多为火热偏盛。在治疗时应当釜底抽薪，清泻火毒，生津救阴。

案例

朱孔阳年二十五岁，形体清瘦，素享安逸，夏月因构讼，奔走日中，暑湿合内郁之火而成痢疾，昼夜一二百次，不能起床，以粗纸铺于褥上，频频易置，但饮水而不进食，其痛甚厉，肛门如火烙，扬手踢足，躁扰无奈。余诊其脉弦紧劲急，不为指挠。谓曰：此证一团毒火蕴结在肠胃之内，其势如焚，救焚须在顷刻，若二三日外，肠胃朽腐矣！于是以大黄四两，黄连、甘草各二两，入大砂锅内煎，随滚随服，服下人事稍宁片刻，少顷仍前躁扰。一昼夜服至二十余碗，大黄俱已煎化，黄连、甘草俱煎至无汁，次日病者再求前药。余诊毕，见脉势稍柔，知病可愈，但用急法不用急药。遂改用生地、麦门冬各四两，另研生汁，而以天花粉、牡丹皮、赤芍药、甘草各一两，煎成和汁，大碗咽之。以其来势暴烈，一身津液从之奔竭，待下痢止，然后生津养血，则枯槁一时难回。今脉势既减，则火邪俱退，不治痢而痢自止，岂可泥润滞之药，而不急用乎！服此药，果然下痢尽止，但遗些少气沫耳。第三日思食豆腐浆，第四日略进陈仓米清汁，缓缓调至旬余，方能消谷。亦见胃气之存留一线者，不可少此焦头烂额之客耳。

——《寓意草·辨痢疾种种受症不同随症治验》

按语：本案中患者夏季烦劳，感受暑湿之邪；加上素体清瘦，阴虚火旺；身陷诉讼，情志不遂，气郁化火。三火相合，故而成毒，煎熬阴液，逼津下泻。患者泻下次数频繁，这正是火邪致病之特点。所用大黄、黄连、甘草煎汤频服，正是喻昌所述"通因通用"之法，旨在急下存阴。服药一日病势稍减，改用生津养血之方剂，通过养阴而泻余热。其方中生地、麦门冬养肺胃之阴以补泻下所伤之津液；天花粉、牡丹皮、赤芍药清热凉血以泻余留火毒；甘草和中缓急。全方所选药味滋而不腻、清而不寒，共成清泻湿热、生津凉血之功效。待泻下减轻后，用食疗法调理善后。陈仓米有理脾助气，调胃止泻之功效。实践证明，痢疾火毒炽盛之证，泄热养阴可以止痢，不要误认为是普通腹泻而不敢用滋腻滑肠的药物。只要切中病机，即能收效。

5. 痢疾兼少阴伤寒

痢疾本为湿热伏邪发病属阳证，少阴伤寒为阳虚之人寒邪直中少阴属阴证，二者兼见则寒热阴阳交错，病机复杂难治。如下陈汝明医案中，喻昌巧妙地治愈了这一疑难证候。

案例

陈汝明病痢，发热如蒸，昏沉不食，重不可言，至第三日危急将绝，方请余诊。其脉数大空虚，尺脉倍加洪盛。谓曰：此两病而凑于一时之症也。内有湿热，与时令外热相合，欲成痢证，尚不自觉。又犯房劳，而为骤寒所乘，以故发热身重，不食昏沉，皆属少阴肾经外感。少阴受邪，原要下痢清白，此因肠中湿热，已蒸成猪肝鱼脑败浊之形，故色虽变而下痢则同也。再用痢疾门药一剂，即刻不救矣！遂忙以麻黄附子细辛汤一剂，与之表散外邪，得汗后热即微减，再用附子理中汤，连进二剂，热退身轻能食；改用黄连理中汤丸，服至旬日全安。

——《寓意草·辨痢疾种种受症不同随症治验》

按语： 本案中患者肠中湿热而患痢疾，又因房事不节，骤感外寒，寒邪直中少阴肾经而发热。虽然伤寒少阴证本有腹泻下利的症状，但因患者病痢疾在先而大便以脓血为主，此时若只考虑清肠中湿热以治痢疾，而不顾及少阴伤寒之兼证，势必有亡阳之危险。若一味温阳散寒以治伤寒少阴证，而不清肠中湿热则痢疾难愈。因此，治疗此证必须顾全大局，喻昌先用温经散寒之麻黄附子细辛汤以解少阴经之表；再用附子理中汤以温少阴之里；最后改用黄连理中汤丸，寒热并用，继续温阳补虚，兼清肠中湿热。对于阳虚感寒之阴证，喻昌一贯坚持扶阳抑阴之原则，必须先服附子等温阳药，直至阴证转阳，方可略用清热药纠偏以恢复阴阳平衡。其最后所用黄连理中汤丸，药物组成：人参、白术、干姜、炙甘草、黄连，此方在《症因脉治》中又名"连理汤"，主治脾胃虚寒，湿热内蕴，寒热相搏，升降失常之呕吐、泄泻、腹胀诸症。可见，阳虚之人患痢疾，治疗用药宜寒热并用，在温中固本的基础上，方可微用清泻湿热之药。

6. 小儿噤口痢疑似之辨

喻昌通过两则医案来说明，不要将患者不欲饮食作为噤口痢的唯一诊断标准。噤口痢的病机是虚热内壅肠胃，治疗当补虚清热。临床许多医生治疗痢疾时过用苦寒清热方药，会导致患者脾胃转为虚寒，而出现下利、不思饮食等症状。此时不可再用"通因通用"之法，也不宜服用治疗噤口痢的方药，而应该温补脾胃，升阳举陷。

案例

叶茂卿幼男病痢，噤口发热十余日，呕哕连声不断。诊其关脉，上涌而无根，再诊其足脉，亦上涌而无根。谓其父曰：此非噤口痢之症，乃胃气将绝之症也。噤口痢者，虚热在胃，壅遏不宣，故觉其饱而不思食，治宜补虚、清热两法。此因苦寒之药所伤，不能容食，治惟有颛颛温补一法而已。于是以理中汤，连投二剂，不一时痢下十余行，遍地俱污。茂卿恐药不对症，求更方。余曰：吾意在先救胃气之绝，原不治痢。即治痢，人之大小肠，盘叠腹中甚远，虽神丹不能遽变其粪，今藉药力催之速下，正为美事，焉可疑之？遂与前药，连服二日，人事大转，思食不哕，痢势亦减，四日后止便糟粕，以补中益气汤调理，旬日全安。此可见小儿之痢，纵啖伤胃者多，内有积热者少，尤不宜轻用痢疾门中通套治法也。

——《寓意草·辨痢疾种种受症不同随症治验》

按语：此医案展示了喻昌脉诊和辨证之才华。患儿关脉无根，关脉为中焦肝脾之脉位，提示脾气大虚；足脉也上涌无根，足脉即足背跌阳脉，提示胃气将绝。通过脉象诊知脾胃之气亏虚，喻昌因而方能断定患儿噤口不食并非虚热壅遏，而是过服寒凉药损脾败胃所致。再者，患儿呕哕连声不断，也是胃气虚绝而除中之征兆。此时，肠胃残余之湿热已不足虑，补固脾胃阳气才是当务之急。喻昌用理中汤温运脾胃，服药二剂后患儿痢下加重，此乃中气来复，逐邪外出之佳兆。继续服药二日，中阳日壮，伏邪渐泻，故痢势减轻。服药四日后大便转干，说明余邪已尽，此时方可用补中益气汤升举阳气。若补中益气汤用之过早，会有闭门留寇之弊，因此治疗痢疾当重视审察患者大便变化。

7. 痢疾误治成虚证

治疗痢疾，喻昌非常讲究阶段次第，认为不同时期的痢疾治法不同。如前所述，初起阶段用辛凉解表法，里邪偏盛用通因通用法，久病用逆流挽舟法等。如果治疗顺序失误，不但不能见效，反而会加重病情。

案例

浦君艺病痢疾，初起有表邪未散，而误用参、术固表，使邪气深入；又误服黄连凉解，大黄推荡。治经月余，胃气不运，下利一昼夜百余行，一夕呕出从前黄连药汁三五碗，呕至二三次后，胃与肠遂打为一家，内中幽门、阑门洞开无阻，不但粥饮直出，即人参浓膏才吞入喉。已泪泪从肠奔下。危急之中，诸昆玉及内戚俱探余曰：此证可无恐乎？余曰：在此用药便有可恃，吾岂不知病势之危，但无别人可任，姑以静镇之，而殚力以报知己耳！于是以大剂四君子汤，煎调赤石脂、禹余粮二味，连连与服。服后其下痢之势少衰，但腹中痛不可忍。君艺曰：前此下痢虽多，然尚不痛，服此药而痛增，未可再服矣。余曰：此正所谓通则不痛，痛则不通之说也。不痛则危，痛则安，何乐而不痛耶？仍以前药再进。俟势已大减，才用四君子倍茯苓，十余剂全安。

——《寓意草·辨痢疾种种受症不同随症治验》

按语：本案中患者在痢疾初起阶段误用人参、白术等补气固表药，使邪气不能从表汗散解，转而向里向深传变。又过用苦寒清里、通因通用等治法，重伤正气，令脾胃大虚，因而下痢加重，兼见胃失受纳之表现。逢此正气大伤之际，理当以补气固脱，健运脾胃为主治。因此，喻昌重用大剂四君子汤急补脾胃之气，又加赤石脂、禹余粮等固涩药以防元气滑脱。等痢疾泻下之势大减，再用四君子汤加重茯苓剂量以渗利湿邪，给邪气以出路。可见，用固涩之法治疗痢疾只是权宜之计，扶正的同时别忘记给伏邪留以出路。这里再次证明了痢疾与普通腹泻病机不同，其治疗始终不可忽略清除伏邪。

（九）消渴案

在《医门法律》"消渴门方"白茯苓丸之后，喻昌记载了一则消渴病治验。

案例

友人朱麟生病消渴，后渴少止，反加躁急，足膝痿弱。命予亟以杂霸之药投之，不能待矣。予主是丸（即白茯苓丸）加犀角，坐中一医曰：肾病而以犀角、黄连治其心，毋乃倒乎？予曰：肾者，胃之关也。胃之热下传于肾，则关门大开。关门大开，则心之阳火，得以直降于肾。《经》云：阳精所降，其人夭，非细故也。今病者心火烁肾，燥不能需，予用犀角、黄连入肾，对治其下降之阳光，宁为倒乎？医敬服，友人服之果效，再更六味地黄丸加犀角，而肌泽病起。

——《医门法律·消渴门方》

按语： 本案中患者因下焦有热，消烁肾中真阴，骨枯髓减，下肢失养而成足痿之证。白茯苓丸养肾阴、清湿热，正好治疗中消传变为下消的足痿无力症。其方药组成：白茯苓、覆盆子、黄连、瓜蒌根、萆薢、人参、熟地黄、玄参各一两，石斛、蛇床子各七钱半，鸡内金三十具微炒。研为细末，炼蜜和丸如梧子大。每服三十丸，饭前煎磁石汤送服。此方治肾消，因消中后，胃热传变入肾，消烁肾精骨髓，导致两腿渐细，腰脚无力。方中熟地、玄参、石斛滋阴生津，润燥止渴；黄连、瓜蒌根清解胃热；白茯苓、萆薢、蛇床子祛除湿邪，防止滋腻太过；覆盆子补肝益肾，涩精明目；人参益气生津。全方补泻兼施、润燥并济，养阴清热而不滋腻，泻湿除邪而不伤津，丸剂缓服令肾精渐充而下肢痿弱得愈。最后用六味地黄丸加犀角，滋阴补肾以巩固疗效。因患者阴虚火旺，故所服方药中始终加犀角以制约心火，实乃泻南补北法。此医案，前期治疗偏重清热，后期调理注重养阴。

（十）真阳不固案

喻昌对于阴阳关系有深刻的认识，尤其对阳气的重要性在"阴病论"中有精彩陈述。临床上他也善于通过各种方法调理人身阴阳，《寓意草》中记载了多则成功挽救真阳不固的医案。而且对于真阳不固的各种先兆，喻昌能够早期诊察，防患于未然。

1. 封固真阳

真阳上脱是阴阳离绝的一种表现。临床上亡阳有不同的表现形式，喻昌分为真阳上脱、真阳下脱和上下俱脱三种。真阳上脱证，多表现为妄见妄闻，好似神灵作祟，身体轻快，汗多淋漓，严重者得意扬扬，一笑而亡。真阳下脱证，多表现为意识昏沉，耳目失聪，身体重着，肉色青紫，严重者睡中梦魇，身如被杖，九窍出血。上下俱脱，发病卒暴，临床很少见。此类病证非常凶险，临床治疗也很困难，稍不得法便可令患者丧命。喻昌在《寓意草》的"金道宾真阳上脱"医案中，阐释了阴阳离绝证的机理及治法要领。

患者金道宾经常饮酒纵欲，后来得一病症，发作时自觉神魂飘荡，病已经三年，每到冬季就发作，春季更加严重。同时兼见腰背强硬、牵引拘急、眩晕等症状。脉象左尺平和，右尺弦紧尖锐如拉紧之绳索上冲。为了治愈疾病，已经禁欲，断绝女色二年，服食人参将近一斤。如此调养后，病情有所好转，平时感觉不到病苦。但只要闭目或转动眼珠时，就会眩晕复作，又感觉精神恍惚，身非己有，好似魂魄离体。

喻昌分析说，此证因纵欲无度，导致肾水衰竭而真阳上脱。真阳居于肾水之中，为坎中之阳，来源于父母先天之精。肾水充足，则真阳潜伏水中，凝然不动。肾水衰竭，则真阳上越。真阳外露，则会出现自汗淋漓，目中有光，面色通红，身轻飞扬，魂魄不宁等临床表现。此医案中患者好在能够断绝性欲，所以尚有可救之希望。喻昌的治法分三个步骤：第一阶段用汤剂治疗，其治法有三个要点，一是以涩固脱，二是以重治怯，三是以补理虚。第二个阶段用半引半收之法。第三个阶段，用大封大固之法，其代表方剂如三才封髓丸、金锁正元丹。总之，目的是使真阳复返肾中，与真阴相抱相和，恢复阴平阳秘之状态。喻昌还强调，此类病症必须斩断情欲，保养肾精，惟有这样才能"积精以自刚，积气以自卫，积神以自王，再加平日之把持，庶乎参天之干，非斧斤所能骤伤者"（《寓意草·金道宾后案》）。

此医案中，喻昌未详述方药，而以分析病机及治法为重点。其所言"三才封髓丸"出自《医学发明》，方药组成：天门冬、熟地黄、人参、黄柏、缩砂仁、炙甘草，能滋阴降火、养血固精，主治阴虚火旺之梦遗失精、头晕目眩、腰膝无力、嗌干咽燥诸症。"金锁正元丹"出自《太平惠民和剂局方》，其方药组成：五倍子、茯苓、巴戟天、补骨脂、肉苁蓉、胡芦巴、龙骨、朱砂等，能涩精补肾、温固下元、收敛浮阳，主治真元不足之倦怠乏力、昏困头眩、恍惚多言、多梦心悸、盗汗遗精诸症。此二方，前方滋阴，后方补阳，但都以涩精补肾、收敛元气为制方之旨。

2. 盏中加油

患者公祖江鼎寰先生，年近七十，精神健旺，脉气坚实，声音洪亮，尚能应人接物。偶因胸膈不畅，肺气不清，鼻流浊涕，兼有牙齿疼痛，而请喻昌诊治。喻昌以天冬、熟地、石枣①、丹皮、枸杞、五味子等药以收摄肾气，加少量肉桂为引经药，处方四剂。患者服后，牙痛顿止，鼻涕转清，但因觉咽喉干燥，不肯多服。刚好有位喜欢奉承主人的医生，为患者争辩说：公祖翁的体质禀赋属于阳气偏盛的类型，冬天仍然能晚睡早起，能够随意吃甘蔗和梨等甘寒的水果，所以平时服的药也喜欢清热而不胜温补。由此来指责喻昌开的方子有问题。

　　喻昌分析说，此患者虽然表面上看似阳气健旺，其实阴精已衰于下，治疗宜滋阴潜阳，但为了避免滋阴太过折伐真阳，于是用阳中求阴、清补润下之法，所以才在滋阴药中略加温阳之药。患者下元亏虚，上实下虚，主要表现在以下几点：其一，头发和胡须虽是黑色，但步履迟缓；其二，手臂活动虽然轻便自如，但腰部活动却觉沉重；其三，虽然阴茎容易勃起，但精液容易走泄；其四，虽然胃纳尚佳，可小便却频。公祖翁服用喻昌的方药后，鼻涕停止，口中清液常生，虽然每天服用肉桂、附子等汤药却没有上火，说明药已对症。

　　正是由于老年人下元不足，肾中阳气不固，气化不利，致使水液上泛而出现多泪、多涕、多痰涎等现象。因此，喻昌强调治疗老年人的方药，必须以温补下元为主。但是温补下元的同时还必须令阳气潜藏，对于此类阳气偏亢的患者，务必要在滋阴的基础上略加温阳药物，才能使上浮之孤阳收归下元。喻昌将此法喻为"盏中加油，则灯愈明，炉中覆灰，则火不熄"（《寓意草·论鼎翁公祖颐养天和宜用之药》）。

① 石枣：民间中草药，分布于陕西、浙江、福建、四川等地。性味甘辛凉，能祛风除湿，消肿止痛，凉血活血。治高热惊风，风湿痹痛，四肢麻木，关节肿痛，痈肿，咽痛，跌打损伤。

3. 镇纳浮阳

喻昌指出肾真阳蛰伏于肾水坎宫，本不会轻易动摇。但房室交合之际，肾精外泄，阴不敛阳而真阳容易散越。平素亡血失精的人，交媾之时更容易阴阳离绝而危及生命。有人甚至未离女体，却已经命丧黄泉。此时治法应以"镇纳浮阳"为主。

案例

黄湛侯素有失血病，一晨起至书房，陡爆一口，倾血一盆，喉间气涌，神思飘荡，壮热如蒸，颈筋粗劲。诊其脉，尺中甚乱，曰：此昨晚大犯房劳，自不用命也。因出验血，见色如太阳之红。其仆云：此血如宰猪后半之血，其来甚远。不识痴人有此确喻。再至寝室，谓曰：少阴之脉萦舌本。少阴者，肾也。今肾中之血汹涌而出，舌本已硬，无法可以救急。因谛思良久，曰：只有一法，不得已用丸药一服，坠安元气，若气转丹田，尚可缓图。因煎人参浓汤，下黑锡丹三十粒，喉间汨汨有声，渐下入腹，顷之舌柔能言，但声不出。余亟用润下之剂，以继前药。遂与阿胶一味，重两许，溶化，分三次热服，溉以热汤。半日服尽，身热渐退，颈筋渐消。进粥与补肾药，连服五日，声出喉清，人事向安。但每日尚出深红之血盏许，因时令大热，遵《内经》热淫血溢，治以咸寒之旨，于补肾药中多加秋石，服之遂愈。

——《寓意草·论黄湛侯吐血暴症治验》

按语：此案中患者黄湛侯平素失血过多，又不禁房事，精血大亏，真阳浮越，血随气涌，而呈现真阳暴脱之势。喻昌用独参汤送服黑锡丹，镇纳浮阳、坠安元气，及时制止了真阳亡绝；再用阿胶汤急补流失之血；最后用咸寒养阴药补肾兼以凉血止血，多加秋石以滋阴降火、涩精固气。"黑锡丹"出自《太平惠民和剂局方》，方药组成：黑锡、硫黄、沉香、炮附子、胡芦巴、阳起石、茴香、破故纸、肉豆蔻、金铃子、木香、肉桂等，其功效为温壮下元、镇纳浮阳，主治真阳不足、肾不纳气、浊阴上泛、上盛下虚所致诸多危急重证。"独参汤"大补元气、回阳固脱。阿胶，滋阴润燥、补血止血。秋石，是以童子尿为主要原料加工炼制而成的白色物质，其味咸性寒，能滋阴降火、止血消瘀。

喻昌

后世影响

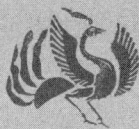

一、历代评价 🐦

　　喻昌的医术和名望，从下面几个事实就可看出。喻昌与长州张璐、歙县吴谦并称为"清初三大名医"。他在医学、佛学和棋艺等方面均有较高造诣，被清初学者阎若璩列为清初"十四圣人"之一。"十四圣人"是清初十四位杰出人士的称谓，如文坛领袖钱谦益，经史界的顾炎武、黄宗羲，古文界的汪琬、魏禧，诗词界的朱彝尊、顾梁汾，书法界的郑簠，围棋界的黄龙士等，而医药界的圣人就是喻昌。可见喻昌的医术之高和名气之大。

　　喻昌的医德也深受好评。钱谦益称赞他说："吾晚年得见嘉言喻先生，其为人则卢照邻之赞孙思邈，所谓道洽古今、学通术教，高谈正一则古之蒙庄子，深入不二则今维摩诘也。"又作诗相赠云："公车不就幅巾征，有道通儒梵行僧，习观湛如盈室水，炼身枯比一枝藤。尝来草别君臣药，拈出花传佛祖灯，莫谓石城还遁迹，千秋高获是良朋。"钱谦益的赞美一点也不过分，喻昌确实是一位正直果敢、善良智慧的医者。比他稍后出生的清初名医傅山，也把喻昌的品行当作自己行医效法的标准。

　　喻昌的著作对后世影响也很大，《寓意草》《医门法律》《尚论篇》三部医书都被《四库全书》所收录，其著作版本的数量也相当多。据《中国中医古籍总目》统计，其中从明清到民国期间，《寓意草》有36种版本，《尚论篇》也有36种版本，《医门法律》有41种版本。《清史稿》记载喻昌的著作"为世所取法"，即使后世医家也常能从这部丛书中汲取养分，获得教益。喻昌晚年曾说："吾执方以疗人，功在一时；吾著书以教人，功在万里。"以《医学三书》为当世和后世医学家所推崇的程度而言，喻昌的著书立说的心愿和努力应该算是得到了安慰。

　　《四库提要》对《医门法律》的评价也很高，认为"昌此书乃专为庸医误人而作，其分别疑似，既深明毫厘千里之谬，使临证者不敢轻尝；其抉摘瑕疵，并使执不寒、不热、不补、不泻之方，苟且依违，迁延致变者，皆无所遁其情伏。亦可谓思患预防，深得利人之术者矣"。

直至今日学习研究喻昌学术思想的学者仍然络绎不绝。新中国成立以来，从 CNKI 中检索到研究喻昌生平、学术思想、诊疗方法、用药经验等内容的相关论文有 200 余篇。可见，现代学者对喻昌的学说也很关注。

二、学派传承

（一）流派归属

喻昌在医学方面善于自学，而又自成一家风格。当然他在学习过程中也有明显的取舍，这对于他的学术流派归属提供了依据。比如，在《伤寒论》的研究上，他就非常推崇明代方有执的"错简重订"思想和"三纲鼎立"学说，认为王叔和对《伤寒论》的编次有失误之处，在其《尚论篇》中对此作了辩驳和条文顺序的调整。于是，很多中医各家学说著作和教材中，将喻昌归属于《伤寒论》研究学派中的"错简重订派"，或称"方、喻"体系。属于这一学术流派的医家和代表著作还有：清代张璐的《伤寒绪论》、程应旄的《伤寒论后条辨》、钱潢的《伤寒溯源集》、舒诏的《舒氏伤寒集注》、高学山的《伤寒尚论辨似》、沈明宗的《伤寒六经辨证治法》等。

另外，因方有执为安徽歙县人。喻昌的学生和传人中也有许多是安徽人，如程林等人。因此，有学者认为喻昌对新安医学流派也有一定的影响。

（二）弟子传人

喻昌学术思想对后世影响很大，他的学生也非常多，培养了一大批有成就的医学家，如徐彬、程林等。徐彬将其学问传与南昌罗子尚，罗子尚又传与进贤（进贤属江西的一个县）舒诏。程林的学术则又对陆以湉等人有一定影响。

徐彬，字忠可，清代著名医家，秀水（今浙江嘉兴）人。徐彬曾师从于李中梓、喻昌。他的学术思想受喻昌影响很大，主张将《伤寒论》《金匮要略》列入医中之"六经"。其代表著作有：《伤寒方论》一卷，又名《伤寒一百十三方发明》，初刊于1667年，以析仲景立方深义；还有《金匮要略论注》《伤寒图说》《注许氏伤寒百证歌》等。喻昌初著之《尚论篇》有论无方，后经徐彬补充，又经舒驰远再重订为《伤寒论集注》十卷，以喻昌之论为主体内容，而附以徐彬之方。

程林，字云来，清代医家，安徽休宁人。其先叔祖程敬通为安徽名医。程林继承家学，又博搜深研医籍。他尝师事喻昌，与喻昌论伤寒，以问答形式，载于《伤寒抉疑》中，又以《问答附篇》为名附于《尚论后篇》中。程林曾搜得宋代《圣济总录》传本，遂留居维扬（今江苏扬州），将其删繁去芜，撮其要旨，编为《圣济总录纂要》二十六卷。又于断简残篇中，搜得杜光庭《玉函经》予以刊行（1647）。另撰有《伤寒论集》《金匮要略直解》《即得方》《程氏续即得方》《医暇卮言》等。

舒诏，字驰远，号慎斋学人，清代医家，江西进贤人。少年时即喜好医方，得名医喻昌再传弟子罗子尚所传医道，医术有很大提高。擅长脉诊，著有《辨脉篇》一卷（1739），提倡以浮、沉、迟、数为纲分列诸脉，并批评"脉可意会不可言传"之论。撰有《伤寒集注》十卷（1750），十年后又复加订正，名为《再重订伤寒集注》，其学术思想尊崇喻昌《尚论篇》，对《伤寒论》研究甚深，曾参考百家，验以证治，予以补订集注，并述本人及弟子之学术见解。此外，还著有《伤寒六经定法》一卷、《痘疹真诠》一卷、《女科要诀》一卷等。

（三）私淑医家

另外，有一些医家并没有明确记载为喻昌传人，但在学术思想上，他们或对喻昌比较推崇，或受到喻昌及门人的一定影响。如谢映庐、谢甘澍、陆以湉、雷丰等医家。

谢星焕，字映庐，清代医家，江西南城人，为"江西历史上十大名医"之一。其祖父和父亲皆业医，谢星焕幼承家学。在学术思想上，推崇李东垣、喻昌之学，临床施治数十年，积累了丰厚经验，对于痿躄、拘挛、痰饮等证候辨识清晰。其子谢甘澍，字杏园，继父业，著有《医学集要》，并辑父亲验案而成《得心集医案》六卷（1861）。在《得心集医案》中，每门附列谢甘澍治验效方数首，书中有 5 则医案引用喻昌观点分析其病机。另外，谢甘澍撰有《寓意草注释》，撰于光绪三年（1877），现存其主要版本有清光绪 3 年丁丑（1877）刻本、谢映庐公祠藏板清光绪 5 年重印本等三种。《寓意草注释》是在喻昌《寓意草》全书的基础上略加改动；重新编次，前加注释，后附按语，彰明心法；复摘附明代陆养愚《三世医验》及清代叶天士之验案与《寓意草》发明互证。可见，喻昌学问对谢氏两代人的影响颇深。

陆以湉，字定圃，浙江桐乡人，医术精工，博极群书，识见超人。陆氏研究医学，喜欢穷理索奥，随笔记述，撰成《冷庐医话》传世，后人评价甚高。在《冷庐医话》中，陆以湉对程林《医暇卮言》中所论"夜卧"，还有程林以八卦"泰卦"来解释"人中穴"的观点推崇备至。而程林乃喻昌的亲传弟子。

雷丰，字少逸，晚清医家，长于外感病辨治，撰有《时病论》八卷，流传甚广。《时病论》一书以论四时温病为主，并兼及疟、痢、泄泻诸证，每病之后又附有个人验案，为温病学中的重要著作。雷丰本人对喻昌的学术思想也很赞赏。尤其是在春温、风湿、秋燥、疟疾的辨治上，雷丰常借鉴喻昌的学术观点。雷丰还引用喻昌的温病三纲学说加以发挥，阐述其六淫伏气发病的病位等问题。在《时病论》附录的"古今医书宜参考论"中，雷丰也力推喻昌等医家为初学者必须学习的典范。

三、后世发挥

喻昌的《医学三书》对后世影响很大，许多著名医家皆赞赏过喻昌的学术思想，然而由于喻昌的某些观点过于新异而难免遭人质疑。但这些都不能掩盖喻昌对祖国医学立下的赫赫功勋。

喻昌倡导的伤寒三纲鼎立学说对后世张璐、吴仪洛、周扬俊、程应旄、沈明宗等医家有一定影响。清代张璐在《伤寒缵论》太阳病的编次中，效法喻昌"三纲"，而其他五经之病证的编次与喻昌不同，其阳明经与少阳经病证以经证、腑证分次，三阴经条文以传经热证、中寒证、坏证归纳重编。周扬俊《伤寒三注》秉承喻昌之说，进一步标明了"三阳分经腑，三阴定寒热"的编次思想，完善了喻昌的编次思想和方法。程应旄《伤寒论后条辨》改变其条目，强调寒热病因，是对"三纲鼎立"学说的修正。

喻昌重视阳气的思想对后世医家的启发很大，他的观点也常被这一些医家引用。在陈修园的《医学从众录》中，论述到血证时，他曾引用"喻嘉言龙雷之火论"，指出凉血清火是以水制火之常法，然而对于阴火引发的出血症状却无异于雪上加霜。陈修园认为，当以健脾中之阳气为第一要义，其利益有三："一者，脾中之阳气旺，如天清日朗，而龙雷潜伏也。一者，脾中之阳气旺，而胸中窒塞之阴气，则如太空不留纤翳也。一者，脾中之阳气旺，而饮食运化精微，复生其已竭之血也。"（《医学从众录·卷二·血症》）

此外，喻昌对温病学的贡献和影响深远，对温病学的发展起到了积极的作用。喻昌曾指出疫病"逐秽为第一义"，对后世温疫学派有一定影响。无独有偶，同时代的温病医家吴又可在治疗疫病时也提出"以逐邪为第一要义"的指导思想，十分重视对病邪的攻逐。首先，强调对病邪应尽早祛除，指出："大凡邪贵乎早逐，乘人气血未乱，肌肉未消，津液未耗，病人不致危殆，投剂不致掣肘，愈后亦易平复，欲为万全之策者不过知邪之所在，早拔去病根为要耳。"在伏气学说方面，喻昌提出冬伤于寒、冬不藏精、冬伤于寒又不藏精作为温病三纲。柳宝诒发挥其义，提出伏气温病的发生机理，有内在与外界两个方面的因素；内因患者肾气先虚，外因冬季感受寒邪；至于发病，有"伏邪自发"和"新感引动伏邪"两类；治疗上，柳宝诒认为"用药宜助阴气，以托邪外达"。对于温病治疗过程中保津存液的思想，喻昌对温病学派也有一定影响。如，后世叶天士强调，温病易消烁阴液，因而将滋养阴液法作为温病一大治法，又进一步分为益胃津、滋肾液两种治法。其实，喻昌早已提出过用甘寒以救胃阴而制亢阳之法。因此，吴鞠通评价说："喻氏甘寒之论，其超卓无比伦也，叶氏宗之，后世学者，咸当宗之矣。"可见，喻昌对伤寒、温病学派的某些学术观点形成均有一定的启发作用和影响力。

另外，还有《古今名医汇粹》《疡科心得集》《神灸经纶》《先哲医话》《温热暑疫全书》等古今许多医书中皆有对喻昌学术观点的引用或部分评论，可见喻昌学术思想对后人影响广泛。尤其是当代学者研究喻昌大气论、秋燥论等观点的论文数量很多，教科书中也引用喻昌创制的"清燥救肺汤"等名方。这些都足以说明喻昌在大家心目中有一定的影响力。

然而智者千虑必有一失，喻昌的部分观点有时也会有失偏颇而受到批驳。例如，《冷庐医话》在谈到桃花汤的寒热属性时，指出"喻昌颇知仲景救阳之意，而于此条亦以为热证，乃云滑脱即不可用寒药，何以仲景于自下利者，多用黄芩、黄连耶？白头翁又何为耶？其注支离矛盾，学者当细详之。"可谓，仁者见仁，智者见智，不可因一眚而掩大德。

综上所述，喻昌是中医学术史上颇有成就和影响力的著名医家，其在伤寒、温病、杂病等多方面皆有创新性观点和学说。喻昌通过开讲学堂、著书立说影响了古今众多医家和学者，通过他的躬行示范和精彩演绎，为后人留下了宝贵的医学文化财富。喻昌的中医学术思想彰显了《黄帝内经》《伤寒杂病论》等中医经典理论的学术价值和生命力，并将佛学思想融入到医学理论研究中，将佛学修行和医学实践相结合。他撰写的《寓意草》《尚论篇》和《医门法律》三部书，均被收入《四库全书》。喻昌的学术思想和诊疗经验，对后世的影响也颇为深远。后世将喻昌与长州张璐、歙县吴谦并称为"清初三大名医"。虽然也有少数学者认为喻昌某些言论有失偏颇，但从整体上看喻昌对中医学术发展做出的贡献是很大的。他独创了多首行之有效的方剂，阐发了许多古今难解的医学理论，另辟蹊径地将佛学理论融入到中医学术思想之中，也留下了多则记载丰富临床经验的医案，不愧于"清初三大名医"之称号。

喻昌

参考文献

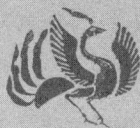

［1］清·喻昌撰，艾军等校注.寓意草［M］.北京：中国中医药出版社，2008.

［2］清·喻昌撰，张海鹏等校注.尚论篇［M］.北京：学苑出版社，2009.

［3］清·喻昌著，韩飞等点校.医门法律［M］.太原：山西科学技术出版社，2006.

［4］陈熠.喻嘉言医学全书［M］.北京：中国中医药出版社，1999.

［5］清·李延昰著，汪剑主编.脉决汇辨校释［M］.北京：中国中医药出版社，2012.

［6］清·陈修园.医学从众录［M］.上海：上海科学技术出版社，1958.

［7］刘渡舟.伤寒论校注［M］.北京：人民卫生出版社，2013.

［8］佚名.敢想、敢说、敢做的江西名医喻嘉言［J］.江西中医药，1958(6)：13-15.

［9］徐友南.明末清初名医——喻嘉言［J］.江西中医药，1959（7）；50.

［10］沈英森.试论喻嘉言学术渊源及贡献［J］.暨南大学学报（自然科学版），1981（2）：113-118.

［11］徐树民，储谨翔.喻嘉言对温病学说的贡献［J］.中医杂志，1982，23（5）：7-8.

［12］周朝进.略论喻嘉言的《秋燥论》［J］.福建中医药，1982（4）：14-16.

［13］沈凤阁.浅谈喻嘉言对温病学术的贡献［J］.南京中医学院学报，1982（2）：52-54.

［14］陈熠.论"唯气以成形"对喻嘉言的学术影响［J］.陕西中医学院学报，1982（2）：32-34+37.

［15］薛盟.喻昌议"燥"气为病［J］.江苏中医杂志，1982（2）：9-10.

［16］徐复霖.《医门法律》与喻嘉言的学术成就［J］.江苏中医杂志，

1983（5）：6–8.

[17] 钟新渊.从《寓意草》看喻嘉言治疗急症经验［J］.江西中医药，
1983（5）：13–15.

[18] 郭洪涛.喻嘉言"三纲鼎立"说浅识［J］.山东中医学院学报，1983
（2）：38–39+11.

[19] 陈克正.喻昌生卒年代初考［J］.江西中医药，1986（4）：60.

[20] 茅晓.喻嘉言危重急症用温阳的证治经验［J］.江西中医药，1986（1）：
7–10.

[21] 张再良.侯氏黑散与喻昌的填窍说——中风证治管窥［J］.上海中医
药杂志，1986（1）：20–21.

[22] 张谨墉.喻昌论治痹证笔谈［J］.中医药研究，1987（4）：6–7.

[23] 吴允耀.从《医门法律》的"律"初探喻嘉言的治疗思想［J］.福建
中医药，1987，18（3）：7–9.

[24] 张志远.喻昌秋燥实践论言［J］.江苏中医杂志，1987（4）：33–34.

[25] 虞胜清.喻昌年龄医事考［J］.江西中医药，1988（2）：8–9+6.

[26] 陈梦赉，陈时风.喻嘉言之生平与著述［J］.江西中医药，1988（3）：
4–6.

[27] 万友生.尚论寒温昌明绝学［J］.江西中医学院学报，1988，1（1）:4–7.

[28] 谢文光.从《寓意草》看喻嘉言运用人参的经验［J］.江西中医药，
1988（3）：2–3.

[29] 吴立文.喻嘉言杂病证治思想探讨［J］.甘肃中医学院学报，1988（2）：
2–5.

[30] 张学增，王玉生.喻昌治痢经验初探［J］.新中医，1988，20（1）：
17–19.

[31] 张志远，赵含森.喻昌《寓意草》浅评［J］.广西中医药，1988，11（5）：

26–27.

［32］张谨塘．喻昌痹证学说与临证［J］．江苏中医，1988（4）：31–33.

［33］张志远．喻昌生平小考［J］．中医函授通讯，1989（4）：11.

［34］雷惠萍，谢祖鹏．明末清初的资本主义商品经济和社会环境［J］．江汉大学学报（社会科学版），1989（3）：121–123.

［35］杜光华．喻嘉言"逆流挽舟"亦指小柴胡汤［J］．中医药研究，1989（6）：10.

［36］马哲河．喻嘉言治痢法律析义［J］．中医函授通讯，1990（1）：23.

［37］朱瑾波，许明进．喻昌重视养护胃中津液［J］．江西中医药，1991，22（4）：6+5.

［38］许金龙．试论喻昌《秋燥论》及其临床意义［J］．上海中医药杂志，1992（9）：36–38.

［39］王俊才．论明末清初的社会矛盾与理学三大流派［J］．河北师院学报（社会科学版），1995（1）：26–32.

［40］熊曼琪．试论喻嘉言对《伤寒论》的研究［J］．江西中医药，1996，27（5）：3–5.

［41］赵含森．对喻昌大气学说的两点认识［J］．山东中医学院学报，1995，19（6）：375–376.

［42］喻和平．《医门法律》痹证辨治初探［J］．甘肃中医，1997，10（2）：3–4.

［43］戴祖铭，朱炜成．喻昌《会讲温证语录》题辞的发现［J］．浙江中医杂志，1997，32（4）：152.

［44］陈熠．喻嘉言唯气观的临床贡献［J］．浙江中医杂志，1998，33（7）：291–292.

［45］招萼华．《尚论后篇》对温病学发展的贡献［J］．中医文献杂志，1999，58（1）：9–10.

［46］钟秋生. 喻嘉言应用人参经验初探［J］. 江西中医药，1999，30（2）：2.

［47］夏汉宁. 喻嘉言《寓意草》的文学解读［J］. 江西社会科学，2000（12）：47-49.

［48］林亚，唐学游. 浅谈急危重证之缓治法——喻嘉言《寓意草》剖析［J］. 辽宁中医学院学报，2000，2（2）：94-95.

［49］李海生. 社会批判思潮与明末清初的学术转变［J］. 华东师范大学学报（哲学社会科学版），2001，33（3）：64-68+127.

［50］赵珍品. 喻昌对《伤寒论》发展的贡献［J］. 广州中医药大学学报，2002，19（3）：236-237.

［51］郑雨，万幸. 略论喻嘉言《尚论篇》的学术思想［J］. 福建中医药，2003，34（6）：46-47.

［52］吴浩祥，袁捷. 喻嘉言对温病学说的贡献［J］. 湖南中医药导报，2003，9（7）：4-5.

［53］袁冬生. 喻嘉言《尚论篇》对伤寒学术的贡献［J］. 中医文献杂志，2003，21（2）：20-21.

［54］庞宏广. 喻昌的"议病式"与中医标准化［J］. 江西中医药，2003，34（2）：5-6.

［55］朱琳. 从《尚论篇》谈喻嘉言对伤寒论的研究［J］. 国医论坛，2004，19（6）：20-21.

［56］赵书刚.《尚论篇》《尚论后篇》对温病学的贡献与后世影响探微［J］. 中医药学刊，2004，22（6）：1087.

［57］李建国. 喻嘉言治疗危急重症特点［J］. 江西中医药，2004，35（10）：5-6.

［58］战佳阳，毕秀丽. 关于喻昌与吴又可温病思想的先后及关系——与赵书刚博士商榷［J］. 中医药学刊，2004，22（12）：2306-2309.

［59］逯敏，贾妮．三纲鼎立学说在喻氏《尚论篇》中的反映［J］．甘肃中医，2005，18（9）：1-2.

［60］李晓芳，冯浩丽．喻昌对少阴经证治的独特见解浅释［J］．中医药学刊，2005，23（4）：659-660.

［61］吴璇，王昆芳，李成文．喻昌治疗中风经验［J］．河南中医，2005，25（6）：19-20.

［62］刘新亚．论喻昌"三纲鼎立"学说的意义和启示［J］．江西中医学院学报，2006，18（1）：10-11.

［63］孙立．浅析《尚论后篇》对伏气温病证治的贡献与局限［J］．中国中医基础医学杂志，2006，12（10）：765+783.

［64］刘丹．喻嘉言的早期生活历程对其医学思想的影响［A］．江西省中医药学会．全国第二届喻嘉言学术思想研讨会论文集［C］．江西省中医药学会，2007，3；14-16.

［65］万少菊，陈樟平．喻昌与《医门法律》［A］．江西省中医药学会．全国第二届喻嘉言学术思想研讨会论文集［C］．江西省中医药学会，2007，3：7-9.

［66］袁惠芳，李成文．缪希雍喻昌吴有性论邪从口鼻而入［J］．辽宁中医药大学学报，2007，9（4）：73-74.

［67］张蕾，邵军雁．喻昌《寓意草》治疗伤寒经验探析［J］．中医药通报，2007，6（3）：42-43+50.

［68］夏晨．《尚论篇》中惊风的创新点考释［J］．实用中医内科杂志，2008，22（8）：14.

［69］朱定华．喻嘉言与《尚论后篇》述要［J］．中国中医基础医学杂志，2007，13（9）：641-642.

［70］李建平．明末清初北京社会的急剧变化［A］．北京市社会科学界联合

会、北京师范大学.和谐社会：社会建设与改革创新——2007学术
前沿论丛（下卷）[C].北京市社会科学界联合会、北京师范大学，
2007，11：166-176.

[71] 申红玲.喻昌"详论温疫以破大惑"一文的学术思想探析[A].中华
中医药学会医古文分会.中华中医药学会全国第十七届医古文学术研
讨会论文集[C].中华中医药学会医古文分会，2008，4：116-119.

[72] 龙奉玺，蒋力生.喻嘉言《寓意草》辨证应用人参之探讨[J].吉林
中医药，2008，28（10）：773-774.

[73] 龙奉玺，蒋力生.清初名医喻嘉言学术思想研究概况[J].江西中医
学院学报，2008，20（2）：25-28.

[74] 郝贤，马艳春.谈喻昌"秋燥论"之学术特色[J].长春中医药大学
学报，2009，25（4）：477-478.

[75] 郑林华，谢斌.《尚论篇》学术思想浅探[J].江西中医药，2009，
40（12）：5-6.

[76] 赖玉芹.试析明末清初学术思想与社会思潮的演变态势[J].三峡大
学学报（人文社会科学版），2009，31（3）：84-87.

[77] 龙奉玺.从喻昌著作探讨汉化佛教医药对中医学的影响[J].贵阳中
医学院学报，2010，32（5）：6-9.

[78] 邱玏，朱建平.儒、道、佛对喻昌医学品格及思想的影响[J].江西
中医学院学报，2010，22（5）：4-7.

[79] 赵黎.《医门法律》痹证用药刍议[J].甘肃中医，2010，23（1）:1-2.

[80] 喻松仁，蔡少华，程绍民.喻嘉言"治痢"名法名方探析[J].中国
民间疗法，2010，18（1）：6.

[81] 赵红艳，罗颂平.试论喻昌《尚论篇》对《伤寒论》的发挥[J].山
西中医，2010，26（7）：58-59.

［82］易峰，杨进.《医门法律》脏腑辨证特点［J］.山东中医药大学学报，2010，34（3）：248-249.

［83］郭玮.明末清初在野文人社会理想的现实困境与希望之光——从艾衲的《豆棚闲话》说起［J］.江西社会科学，2011，31（10）：136-139.

［84］王平.儒释道互补与新旧文化的冲突［J］.山东青年政治学 院学报，2011，27（1）：125-129.

汉晋唐医家（6名）

张仲景　王叔和　皇甫谧　杨上善　孙思邈　王　冰

宋金元医家（18名）

钱　乙　成无己　许叔微　刘　昉　刘完素　张元素
陈无择　张子和　李东垣　陈自明　严用和　王好古
杨士瀛　罗天益　王　珪　危亦林　朱丹溪　滑　寿

明代医家（25名）

楼　英　戴思恭　王　履　刘　纯　虞　抟　王　纶
汪　机　马　莳　薛　己　万密斋　周慎斋　李时珍
徐春甫　李　梴　龚廷贤　杨继洲　孙一奎　缪希雍
王肯堂　武之望　吴　崑　陈实功　张景岳　吴有性
李中梓

清代医家（46名）

喻　昌　傅　山　汪　昂　张志聪　张　璐　陈士铎
冯兆张　薛　雪　程国彭　李用粹　叶天士　王维德
王清任　柯　琴　尤在泾　徐灵胎　何梦瑶　吴　澄
黄庭镜　黄元御　顾世澄　高士宗　沈金鳌　赵学敏
黄宫绣　郑梅涧　俞根初　陈修园　高秉钧　吴鞠通
林珮琴　章虚谷　邹　澍　王旭高　费伯雄　吴师机
王孟英　石寿棠　陆懋修　马培之　郑钦安　雷　丰
柳宝诒　张聿青　唐容川　周学海

民国医家（7名）

张锡纯　何廉臣　陈伯坛　丁甘仁　曹颖甫　张山雷
恽铁樵